广西黄氏壮医

针灸流派临床经验

全图解

国家中医药管理局厘定

广西黄氏壮医

针灸流派临床经验全图解

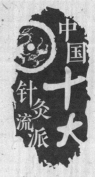

中国十大针灸流派

主　审　黄瑾明

主　编　黄贵华

副主编　李美康　宋　宁　苏曲之
　　　　李　婕　韩海涛

编　委　（按姓氏笔画排序）

王粤湘　冯纬纭　冯秋瑜
刘　莎　农秀明　李伟茜
李秀娟　李浪辉　陆璇霖
罗　红　周宾宾　秦祖杰
耿宝忠　莫清莲　徐　晶
唐梅文　黄　凯　黄　缨
葛春雷　曾　平　谢玉华
赖菁菁　谭　磊

人民卫生出版社

图书在版编目（CIP）数据

广西黄氏壮医针灸流派临床经验全图解 / 黄贵华主编. —北京：人民卫生出版社，2019

ISBN 978-7-117-28188-1

Ⅰ. ①广⋯　Ⅱ. ①黄⋯　Ⅲ. ①壮族－民族医学－针灸疗法－图解　Ⅳ. ①R291.8–64

中国版本图书馆 CIP 数据核字（2019）第 084278 号

| 人卫智网 | www.ipmph.com | 医学教育、学术、考试、健康，购书智慧智能综合服务平台 |
| 人卫官网 | www.pmph.com | 人卫官方资讯发布平台 |

广西黄氏壮医针灸流派临床经验全图解

主　　编：黄贵华
出版发行：人民卫生出版社（中继线 010-59780011）
地　　址：北京市朝阳区潘家园南里 19 号
邮　　编：100021
E - mail：pmph @ pmph.com
购书热线：010-59787592　010-59787584　010-65264830
印　　刷：北京顶佳世纪印刷有限公司
经　　销：新华书店
开　　本：710×1000　1/16　印张：14
字　　数：151 千字
版　　次：2019 年 6 月第 1 版　2021 年 2 月第 1 版第 2 次印刷
标准书号：ISBN 978-7-117-28188-1
定　　价：68.00 元

打击盗版举报电话：**010-59787491**　**E-mail：WQ @ pmph.com**
（凡属印装质量问题请与本社市场营销中心联系退换）

序

　　针灸流派，是针灸实践发展与理论创新的土壤，也是针灸学术传承的阵地，人才培养的摇篮。我国近五千年针灸发展史，也可谓是针灸流派不断出现又不断融合，进而推动针灸理论日臻完善、实践不断发展的历史。《素问·异法方宜论》云："北方者，天地所闭藏之域也。其地高陵居，风寒冰冽，其民乐野处而乳食，脏寒生满病，其治宜灸焫。故灸焫者，亦从北方来。南方者，天地所长养，阳之所盛处也。其地下，水土弱，雾露之所聚也。其民嗜酸而食胕，故其民皆致理而赤色，其病挛痹，其治宜微针。故九针者，亦从南方来。"可见，针灸本身即是南方针术与北方灸术两种流派的融合。

　　中医理论奠基之作《黄帝内经》，古今学者公认"殆非一时之言，其所撰述，亦非一人之手"，它的成书前后历经二三百年，汇集了众多医家的不同学术思想。如关于经脉气血循环，除我们所熟知的十二经首尾衔接循环理论外，还有阴阳表里循环、经水云雨循环、阴出阳入循环等理论。其他如经络、藏象、病机、诊法、治则，甚至阴阳、五行、脏腑等中医筑基理论，也皆有不尽相同的理论表述。因此，《黄帝内经》可视为不同中医流派学术思想的荟萃。

秦汉以降，针灸流派层出。如南朝徐熙针灸世家相传七世，江西席氏针灸自南宋至明代传承十二世，凌云针派自明代传至清末光绪年间历十三世而不辍，以及东垣针法、南丰李氏、四明高氏补泻等针灸流派，尽皆载诸史册。魏稼、高希言教授以针灸学术发展脉络为纲，将秦汉以来针灸学术划分为经学派、穴法派、手法派等十八个流派，编著《针灸流派概论》，成为全国针灸专业研究生选用教材。

近百余年来，面对西方医学的挤迫，广大针灸业者发皇古义，融会新知，躬耕实践，推陈出新，发掘、整理、创新了众多针灸流派，推动了针灸学术的繁荣与发展。刘炜宏研究员通过文献检索，结合诸家临床所长，将我国针灸临床流派分为针法派、灸法派、刺络放血派、拔罐派、刮痧派等，其中针法派又可分为手法派、经穴派、特殊针具派、特殊治疗部位派、针药结合派等。上述每个流派，又可再有进一步的细分以及不同的代表性医家。当代针灸流派之繁荣，可见一斑。

为充分体现中医药发展以继承为基础，探索建立中医流派学术传承、临床应用、推广转化的新模式，2012年国家中医药管理局公布了第一批64家全国中医学术流派传承工作室，澄江针灸学派、长白山通经调脏手法流派、辽宁彭氏眼针学术流派、管氏特殊针法学术流派、甘肃郑氏针法学术流派、广西黄氏壮医针灸流派、河南邵氏针灸流派、湖湘五经配伍针推流派、靳三针疗法流派、四川李氏杵针流派等针灸流派位列其中。同时，为推动针灸流派的研究与传承，2013年，中国针灸学会批准成立学术流派研究与传承专业委员会。遵循学术愈研而愈精的理念，上述针灸流派传承工作室在专业委员会的平台上，就流派研究内容、传承方式、推广途径等，彼此交流，相互切磋，共同探索，不仅保证了流派传承工作室的建设质量，而且通过共同举办继续教育学习班、交叉带徒等流派传承推广方式的创新，有效扩大了各流派的影响和相互间的融汇。

感谢人民卫生出版社对针灸流派研究工作的重视。在齐立洁老师的积极组织下，10家针灸流派传承工作室桴鼓相应，使这套具有时代气息的针灸流派系列丛书顺利面世。其内容，包含了上述针灸流派的历史源流、学术思想、临证精粹，展示了10家传承工作室近年来在流派资料整理、挖掘与研究中的最新成果；其形式，采用了二维码信息技术，既可收藏，也可利用手机等终端进行扫描，随身便携，随时学习与领悟，相信读者能够从中多有受益。

是为序。

中国针灸学会学术流派研究与传承专业委员会主任委员　夏有兵

2017年5月

广西黄氏壮医

针灸流派临床经验

全图解

前 言

　　壮族是我国人口最多的少数民族，在长期的医疗实践中形成了伟大的壮医药。那悠久的历史、丰富的资源、古朴的理论、确切的疗效以及丰富多彩的诊疗技法和数以万计的验秘单偏方，以其"简、便、廉、验、捷"的优势深受壮乡人民的信赖和欢迎，在祖国民族医药中独树一帜，壮医药至今仍是壮族地区人民群众赖以防病治病的有效手段和重要方法。

　　壮医药临床奠基人黄瑾明教授，是广西黄氏壮医针灸流派的第一代代表性传承人，首批全国名中医，早在1985年就创建了壮医门诊部，主攻壮医疗法的发掘整理，大力应用和推广壮医针灸疗法，积累了十分丰富的临床经验，擅长运用壮医针灸治疗不孕不育症、乳腺增生、痛经、月经不调、更年期综合征、面瘫、带状疱疹后遗神经痛等各科常见病及疑难杂症。除在国内治愈了大量病人以外，近年还先后应邀赴美国、澳大利亚、英国等进行访问讲学及开展医疗工作，治愈了大量外国病人，亲力亲为推动中医和壮医走向世界，为中医药和民族医药的发展做出了突出的贡献。其开创的广西黄氏壮医针灸流派，在全国众多流派中独树一帜，特色鲜明，入选 2012 年国家中医药管理局公布的 64 家第一批全国中医学术流派。

为了传承和推广流派的特色疗法及经验，经人民卫生出版社齐立洁老师的策划和指导，我们整理编写了《广西黄氏壮医针灸流派临床经验全图解》一书。本书总结广西黄氏壮医针灸流派的学术思想，突出介绍流派临床实际操作经验，挖掘提炼流派的特色诊疗技术，梳理流派传承脉络。力求做到以图为主，以图行文，以图说文，配以二维码，在主要章节穿插了视频片段，帮助读者直观、立体地学习、掌握黄氏壮医针灸疗法。

本书是笔者学习黄氏壮医针灸疗法的体会和感悟。谨以此书献给读者，为传承祖国民族医药做一点添砖加瓦的工作，为弘扬壮医针灸学术略尽绵薄之力。由于编写纸质书与数字出版相结合的融合图书经验不足，加之笔者水平所限，缺点和错误在所难免，企望同道和读者不吝批评指正，以便修订时继续完善！

广西黄氏壮医针灸流派传承工作室　黄贵华

2018 年 10 月

目 录

第一章 流派概览

第二章 广西黄氏壮医针灸基础理论

第三章　广西黄氏壮医针灸特定穴

第四章　流派特色技术

第五章 广西黄氏壮医针灸优势病种

附：视频目录

中国十大针灸流派

广西黄氏壮医

针灸流派临床经验

全图解

第一章 流派概览

❖ 第一节 广西黄氏壮医针灸流派传承脉络

一、起源

壮族先民在八桂大地上繁衍生息的过程中积累了丰富的针灸治疗经验。1985年10月，广西武鸣出土2枚青铜针，经考证为西周末年医疗用针。《黄帝内经》记载："故九针者，亦从南方来。"武鸣出土的2枚青铜针早于《黄帝内经》的成书，说明壮族先民在没有《黄帝内经》中医理论指导之前就能运用针灸治病。

二、流传

壮医针灸从起源之始，就在形成中不断发展。一方面刺针疗法逐渐丰富，从原始社会的扎疮排脓、刺激痛处，到唐宋、明清时期人们总结出火针疗法、针挑疗法、陶针疗法、挑痧疗法、麝香针疗法、刺血疗法等数十种特色针刺疗法，屡见于汉文历史古籍之中，如晋代葛洪《肘后备急方》、宋代范成大《桂海虞衡志》等，记载了壮族人民应用壮医针挑疗法治病的事例。而火的使用，也促进了壮医灸疗技术的形成和发展，形成了壮医药线点灸疗法、四方木热叩疗法、壮医无药棉纱灸疗法、壮医药棉烧灼灸疗法、麻黄花穗灸疗法、水火吹灸疗法、壮医灯花灸疗法、壮医竹筒酒疗法等数十种特色疗法。由于种种原因，壮族始终没有形成自己规范通用的文字，使得很多壮医针灸经验只能靠口耳相传或在汉文史料中记述。直至近现代，尤其是中华人民共和国成立以后，政府组织专家学者对壮医特色外治技法进行了深入的挖掘整理和系统的开发研究，壮医针灸方获得巨大进展。其中，桂派名医刘六桥（1874—1951），广西容县人，非常重视脾胃，认识并运用肚脐功能治病，是广西黄氏壮医针灸流派脐环穴临床运用的来源。壮族名医覃保霖（1922— ），广西柳州市人，家传壮医，曾在柳州市创设壮医馆及民族医疗救助室。首先提出壮医基础理论：天地人三气同步理论。代表作《陶针疗法》是中华人民共和国成立以来第一部有关壮医药的学术专著，系统整理了壮医特定穴位，是广西黄氏壮医针灸流派针灸理论和用穴规律的来源。壮族名医龙玉乾（1933— ），广西柳江县人，壮医药线点灸疗法的主要传人。20 世纪 60 年代开始向广西黄氏壮医针灸流派代表性传承人黄瑾明教授传授药线点灸疗法。20 世纪 80 年代共同推广及研究药线点灸。壮医药线点灸疗法经规范整理及推广应用，荣获广西医药卫生科学技术进步一等奖、国家中医药管理局 1992 年度中医药科技进步奖奖励项目二等奖，列入国家级非物质文化遗产名录。

三、形成

壮医针灸具有不同于中医的理论体系、用穴规律及各种特色疗法，具有浓郁的少数民族医药特色和独特的风格。在不断发展和传承的过程中，在黄瑾明教授的带领下，壮医针灸逐渐形成完整的理论体系、学术思想和临床治疗法则，发展为独立的学科，

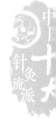

进入高校课堂，大规模应用于临床治疗；并汇聚了一批高水平、高素质的壮医药学术思想和临床实践传承人和发展者，经过三十多年的发展，形成了广西黄氏壮医针灸流派。

1985 年，广西黄氏壮医针灸流派代表性传承人黄瑾明教授首先将壮医药线点灸疗法列入本科选修课，亲自授课。他主持完成的"壮医药线点灸疗法的研究与教学实践"成果，获广西壮族自治区教学成果二等奖，使壮医药教育成为广西中医药大学的办学特色。1985 年，黄瑾明教授招收中国医学史（壮医方向）硕士研究生，培养了 16 名硕士研究生，他们成为壮医医疗、教学和科研骨干。1985 年开始，黄瑾明教授面向全国开办了 30 多期壮医药线点灸疗法培训班，培训了 1 500 多名学员，治疗 20 万余人次，使该疗法在全国范围内得到广泛运用。1988 年制作中英文双语解说《壮医药线点灸疗法》教学录像片，由中华医学音像出版社发行，向国内外传播壮医药治疗技法。1997 年，黄瑾明教授被评为第二批全国老中医药专家学术经验继承指导老师。

2009 年，流派第二代传承人黄贵华教授组建广西中医药大学第一附属医院壮医诊疗部，并吸纳了第三代传承人李美康、冯纬纭等，与第二代传承人宋宁、秦祖杰、周宾宾等一起，开展流派的挖掘与传承工作，流派团队初具规模。

2010 年，黄瑾明教授获广西壮族自治区卫生厅颁发的优秀指导老师奖。黄贵华教授、李美康主任吸纳了第四代传承人李婕、韩海涛等骨干加入团队，开展流派的挖掘、整理、归纳、科研孵化、推广等工作，流派团队规模自此越来越大。

四、发扬

"广西黄氏壮医针灸流派"建成后，黄瑾明教授及流派传承人致力于壮医针灸的推广和传承工作。2011年，黄瑾明教授获国家批准和资助建设全国名老中医传承工作室，指导了一批医疗骨干从事壮医针灸工作，使壮医门诊量逐年提升。指导23家县级中医院建立壮医科，为50多家基层中医院培养壮医人才300多人。

2012年，广西黄氏壮医针灸流派被列入第一批全国中医学术流派，黄瑾明教授为代表性传承人，传授壮医针灸疗法学术思想及经验，并形成了34人的传承队伍，队伍中有博士4人、硕士19人。与广州中医药大学、湖南中医药大学、辽宁中医药大学的附属医院互建二级传承站，在3家基层中医院建立二级传承站。2017年，流派代表性传承人黄瑾明教授获首批"全国名中医"称号。

◆ 第二节　广西黄氏壮医针灸流派学术团队

广西黄氏壮医针灸流派是黄瑾明教授挖掘整理并对壮医学术进行补充、完善、继承研究及创新的一个学术团队，在壮医学中有着极其重要的价值和学术地位。

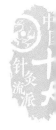

为了更好地传承壮医针灸学术思想及经验，广西黄氏壮医针灸流派建立了2个传承工作室，创建了6个二级传承工作站，设立了3个示范门诊。组建了有34名学术传承人的学术团队，代表性传承人1名，主要传承人6名，后备传承人4名。其中，正高职称8人，副高职称5人，主治医师5人，住院医师17人。博士4人，硕士19人。初步构建了一支开拓创新的复合型流派传承人才梯队。

第一代：黄瑾明

第二代
　子：黄凯、黄缨
　徒：黄贵华、秦祖杰、周宾宾、宋宁、李浪辉、唐梅文

第三代徒：李美康、冯纬纭、陆璇霖、曾平、莫清莲

第四代徒：李婕、韩海涛、李秀娟、葛春雷、麦月瑶（中国香港）、刘莎、冯秋瑜、刘柏杉（新西兰）、杜忠剑

代表性传承人：黄瑾明
主　要　传　承　人：黄贵华、秦祖杰、周宾宾、宋宁、李美康、冯纬纭
新增主要传承人：苏曲之、谢玉华
新　增　传　承　人：徐晶、谭磊、黄新格、陈家琪（中国香港）、宋励君（中国香港）、佗婷婷（中国台湾）
后　备　传　承　人：罗红、赖菁菁、李伟茜、耿宝忠

图1-2-1　广西黄氏壮医针灸流派传承图

❖ 第三节　广西黄氏壮医针灸流派学术思想

广西黄氏壮医针灸流派已形成独特的学术体系，即五大理论、四大治则、三大核心技术。

一、五大理论

1．阴阳理论

《广西通志·卷十七》称：壮族民间"笃信阴阳"。认为大自然的各种变化，都是阴阳对立、阴阳互根、阴阳消长、阴阳平衡、阴阳转化的反映和结果，诠释了大自然和人体生理病理之间种种复杂关系。

2．三气同步理论

三气同步理论认为，天、地、人三部之气是息息相通、同步运行和制约化生的，只有达到三气同步，人体气血才会调畅，功能才会正常，才能处于健康状态。

3．道路理论

道路理论认为，谷道、水道、气道、龙路、火路是人体内五条重要通道，它们相互沟通联系，把人体的天部、地部、人部三部联结成一个有机的整体，使天、地、人三部之气保持同步运行，制约化生，生生不息。

4．毒虚致病理论

壮医毒虚致病理论认为，毒和虚是导致疾病发生的两大因素，两者相因而为病。毒虚致病理论的核心是"解毒"和"补虚"。

5．气血均衡理论

为壮医针灸学主要理论基础，黄瑾明教授认为："疾患并

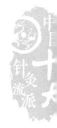

非无中生，乃系气血不均衡。"气血平衡调畅，方能维持人体的正常生命活动，气血平衡是人体健康无病的先决条件。只要任一方面出现异常，均可引起气血平衡关系失调，从而疾病丛生。针对气血失衡病机，壮医针灸提出"平衡气血"的治疗原则。

二、四大治则

1. 调气

调节、调畅气机、气道，以理气、激发动力。

2. 解毒

消解于内或驱毒外出。

3. 补虚

以补气血为主调补三道。

4. 祛瘀

化瘀于内、逐瘀外出、祛瘀生新。

三、三大核心技术

壮医针刺疗法、壮医莲花针拔罐逐瘀疗法、壮医药线点灸疗法。

四、黄瑾明教授临证主张

1. 病因责之于毒和虚

认为"百病皆因毒而起",但虚也是疾病发生的重要因素。虚即正气虚,或气血虚,是体内脏腑运化和防卫的能力相对减弱,不足以抗毒。毒是外因;正气虚损不足是发病的基础,为内因,是外毒入侵的前提。毒和虚相因而为病,其核心是"解毒"和"补虚"。

2. 病机归于气血失衡

毒虚能否致病,取决于毒与正气两者抗争是否引起气血关系失调。本流派明确提出"疾患并非无中生,乃系气血不均衡"的病机学说,认为气血失衡超出了机体的自我协调和恢复能力,则可产生疾病。又提出具体病机七条:①诸病瘀滞,皆属于气;②诸病肿瘤,皆属于瘀;③诸病瘫痪,皆属于瘀;④诸病瘙痒,皆属于瘀;⑤诸病疼痛,皆属于瘀;⑥诸病疮疖,皆属于瘀;⑦诸病痿痹,皆属于瘀。

3. 治则主张平衡气血

本流派特别推崇平衡气血的治疗原则,即调气、解毒、补虚、祛瘀四大治则。认为不论是气血瘀滞、气血偏衰,还是气血偏亢,治疗时都必须平衡气血,只有气血调畅,才能达到阴平阳秘,三道两路才能保持通畅协调,发挥正常功能,人体的天、地、人三部之气就能同步和谐运行,从而气血流通,疾病可愈,

健康可复。

4. 倡导针灸拔罐治法

在疾病的具体治疗时，本流派强调以外治为主，必要时可内治法与外治法并用；主张非药物治疗为主，必要时可配合药物治疗。尤提倡应用以壮医针、灸、罐为主的综合疗法辨治各科疾病，即壮医针刺疗法、壮医莲花针拔罐逐瘀疗法和壮医药线点灸疗法三种壮医特色针灸疗法（媒体誉为壮医针灸"三剑客"）。在具体应用"三剑客"时，注重各疗法间的互补，病轻者可单用，重者可相须为用或三法联用，收效甚好，每愈沉疴。

5. 推崇擅用脐环穴

广西壮族民间广泛流传用肚脐治病的方法，并有文献记载。脐穴在壮族民间流传很广，现存第一部以壮医命名的著作《壮医药线点灸疗法》就有"脐周四穴"的描述，第一部壮医针灸学专著《中国壮医针灸学》第一次明确提出脐环穴命名。在此基础上，黄瑾明教授经多年的挖掘整理、临床实践应用，逐渐总结形成了一整套壮医脐环穴理论，用之于临床，得心应手。

（1）壮医对脐的解剖位置、描述及概念的认识，与西医学对脐的解剖认识相一致。

（2）根据壮医气血均衡理论、三气同步理论和道路理论，脐周密布龙路、火路的网络分支，与谷道、水道、气道相通应，是治疗全身疾病的一个窗口。刺激此窗口的相应位置，能通过道路系统的传导，作用于相应的组织器官，治疗全身疾病。

（3）脐是天、地、人三部之气的枢纽，其调气作用非常突出。调气还是解毒、补虚、祛瘀作用的基础，只要一身之气调畅，则血行亦畅，道路通畅，天、地、人三部之气恢复同步运行，则疾病可愈，即"气调则道路自通"，"路通则气血自畅"。针脐内环穴调气，务必使患者脐部有温暖感，并向全身扩散，方能取效。

◆ 第四节　代表性传承人简介

一、第一代代表性传承人黄瑾明简介

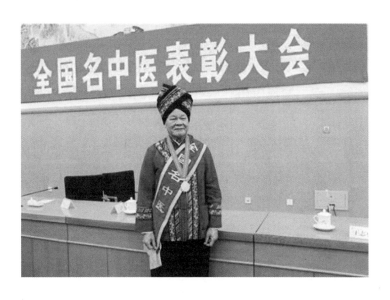

黄瑾明（1937—），广西贵港人，广西中医药大学教授，首批全国名中医。1992 年开始享受国务院政府特殊津贴，第二批全国老中医药专家学术经验继承指导老师。

（一）主攻壮医，开创先河

1985 年，黄瑾明教授创办广西中医学院壮医门诊部，聘请壮医名家龙玉乾传授壮医药线点灸疗法，开展大量病例的临床验证，主编出版了《壮医药线点灸疗法》和《壮医药线点灸疗法临床治验录》，把壮医从民间引入医学殿堂，开创了壮医药整理研究的先河。并对流传在民间的壮医针刺疗法、壮医莲花针拔罐逐瘀疗法等进行了系统的挖掘整理，成为壮医针灸三大疗法，使壮医从民间技法成为一门学科。

黄瑾明教授强调坚持运用壮医理论指导临床，重视阴阳、三气同步、道路、毒虚致病、气血均衡五大理论，强调调气、解毒、补虚、祛瘀四大治则，挖掘整理壮医药线点灸疗法、壮医针刺疗法、壮医莲花针拔罐逐瘀疗法三大核心技术。长期坚持壮医临床一线工作，擅长应用壮医针灸及壮药内服外用治疗内、外、妇、儿、皮肤、五官等临床各科常见疾病及疑难杂症，积累了大量带状疱疹后遗神经痛、陈旧性面瘫、不孕不育等疾病的临床验案。多次应邀赴美国、英国、澳大利亚等国家讲学及开展医疗服务，深受海外患者好评。

2009 年，中央电视台以黄瑾明教授临床工作为题材的专题报道——《"线"到病除》引起轰动。2011 年，壮医药线点灸疗法被列入国家级非物质文化遗产名录，黄瑾明教授是传承人。

（二）传承壮医，形成流派

1985 年，黄瑾明教授首先将壮医药线点灸疗法列入本科选修课，亲自授课。他主持完成的"壮医药线点灸疗法的研究与教学实践"成果，获广西壮族自治区教学成果二等奖，使壮医药教育成为广西中医药大学的办学特色。1985 年，黄瑾明教授招收中国医学史（壮医方向）硕士研究生，培养了 16 名硕士研究生，他们成为壮医医疗、教学和科研骨干。1985 年开始，黄瑾明教授面向全国开办了 30 多期壮医药线点灸疗法培训班，培训了 1 500 多名学员，治疗 20 万余人次，使该疗法在全国范围内得到广泛运用。1988 年制作中英文双语解说《壮医药线点灸疗法》教学录像片，由中华医学音像出版社发行，向国内外传播壮医药治疗技法。

1997 年，黄瑾明教授被评为第二批全国老中医药专家学术经验继承指导老师。2010 年获广西壮族自治区卫生厅颁发的优秀指导老师奖。2011 年获国家批准和资助建设全国名老中医传承工作室。黄瑾明教授指导了一批医疗骨干从事壮医针灸工作，使壮医门诊量逐年提升，并指导 23 家县级中医院建立壮医科，为 50 多家基层中医院培养壮医人才 300 多人。

2012 年，广西黄氏壮医针灸流派被列入第一批全国中医学术流派，黄瑾明教授作为代表性传承人，传授壮医针灸疗法学术思想及经验，并形成了 34 人的传承队伍，队伍中有博士 4 人、硕士 19 人。与广州中医药大学、湖南中医药大学、辽宁中医药大学的附属医院互建二级传承站，在 3 家基层中医院建立二级传承站。

（三）博极医源，德艺双馨

黄瑾明教授在整理壮医药民间疗法的过程中，重视临床疗效、治疗规律、作用机理等的研究，验证壮医的科学性。1992年主持完成的"壮医药线点灸疗法的整理和疗效验证研究"成果是壮医领域首次获得的省部级科学技术进步一等奖；1995年主持完成的"壮医药线点灸治疗脾虚症作用规律及疗法原理的研究"是壮医领域获得的首个国家自然科学基金项目；参与"壮医针灸的理论与临床研究"，获广西科学技术进步二等奖。出版专著18部，以第一作者发表论文25篇。2011年，黄瑾明教授等编著出版的《中国壮医药针灸学》获第十六届广西优秀图书奖一等奖，该书是黄瑾明教授学术思想的集中体现，标志着壮医针灸学从民间技法上升为一门有理论高度和深度的独立学科。

黄瑾明教授尊重壮医前辈，虚心好学，得到了龙玉乾等壮医名家的好评。他经常亲自试针，体验针感；强调无痛进针，"让病人在享受中接受治疗"。并毫无保留地把毕生所得传给弟子，制作了壮医针灸技术操作规范教学光碟并公开发行，让更多人掌握壮医针灸技术。2014年，黄瑾明教授获中共中央宣传部"中国杰出人物"称号；2017年11月，被中国民族医药学会授予"突出贡献奖"；2018年11月，获中央文明办、国家卫生健康委员会"中国好医生"月度人物称号；2018年12月，被广西壮族自治区党委和人民政府授予"广西壮族自治区民族团结进步模范个人"称号。

黄瑾明教授用自己的一生实践着"大医精诚"的信条，心系病患，以渊博的学识、高超的医术、仁爱精深的修为，使壮医得以传承和发展，确立了壮医在我国民族医药的地位，为民族医药事业做出了杰出的贡献。

▶　视频 1　｜第一代代表性传承人黄瑾明简介｜

二、第二代传承人黄贵华简介

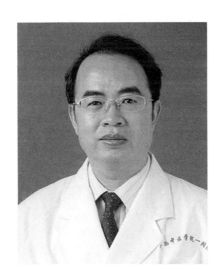

黄贵华（1963—），广西容县人，博士，广西中医药大学教授，博士生导师，广西名中医，曾任广西中医药大学第一附属医院院长、广西黄氏壮医针灸流派联盟主任委员。早年跟随黄瑾明教授参加壮医药线疗法的临床治疗与推广工作。

作为流派第二代传承人，黄贵华教授具有丰富的临床、教学及管理经验，在流派的承前启后中，发挥了极其重要的作用。2009年，创建广西中医药大学第一附属医院壮医诊疗部，在他的带领下，流派快速发展壮大。

他精炼了壮医理论体系，优化了壮医特色疗法，整理并出版了壮医特定穴位图及壮医特色疗法的诊疗及护理常规。得到第一代代表性传承人黄瑾明教授的极大肯定。

他带领传承团队进行多方向科研，捷报频传。承担了各级科研项目6项，其中国家级2项、省部级1项、厅局级3项。"广西黄氏壮医针灸流派的传承与推广"荣获中国民族医药学会科学技术一等奖；"壮医针灸的理论与临床研究"获广西科学技术进步二等奖，并获广西医药卫生适宜技术推广一等奖；"壮医学科构建与人才培养"获广西壮族自治区教学成果一等奖。先后主编5部学术专著，作为第一作者或通讯作者发表学术论文40余篇，其中SCI论文3篇。

第二章 广西黄氏壮医针灸基础理论

广西黄氏壮医针灸是以壮医理论为指导的，用以研究壮医针灸的基本理论及其医疗实践的一门学科。广西黄氏壮医针灸有着坚实的理论基础，壮医基础理论是壮医对人体与大自然的关系的宏观认识，是对人体自身脏腑器官及其功能的朴实理解，是对各种疾病的病因、病机、诊断及防治方法的规律性认识。它的形成，是以壮族先民和无数民间壮医千百年的生产生活及临床实践为基础的。广西黄氏壮医针灸的基础理论主要有阴阳理论、三气同步理论、道路理论、毒虚致病理论、气血均衡理论。

◆ 第一节　阴阳理论

阴阳理论，是研究阴阳的内涵及其运动变化规律，并用以解释宇宙万物的发生、发展和变化的一种哲学理论。阴阳理论早在中国古代就已形成并用以认识世界和阐释世界，是中国古代朴素的对立统一理论，是一种世界观和方法论。阴阳理论是壮医基础理论的重要组成部分，也是壮医针灸学的重要理论基础。

一、阴阳的概念

阴阳，壮文为 Yaemyiengz，是对自然界中相互关联的事物或现象对立双方属性的概括，是中国古代哲学的一对范畴。《易传》云："一阴一阳之谓道，说明在我国古代，人们就已确立了阴阳理论，认为阴和阳是对立统一的两个方面。壮族聚居和分布地区处于亚热带湿润季风气候地带，日月穿梭，昼夜更替，寒暑消长，冬去春来，四季分明，使壮族先民很早就产生了阴阳的概念，加上与中原汉族文化的交流及受其影响，阴阳概念在生产、生活中的应用就更为广泛。明代《广西通志·卷十七》称壮族民间"笃信阴阳"，认为大自然的各种变化，都是阴阳对立、阴阳互根、阴阳消长、阴阳平衡、阴阳转化的反映和结果。自然，阴阳也被壮医作为解释大自然和人体生理病理之间种种复杂关系的说理工具。

二、阴阳理论的内容

阴阳是一对矛盾，既对立又相统一。阴阳理论的基本内容包括阴阳对立制约、阴阳互根互用、阴阳交感互藏、阴阳消长、阴阳转化、阴阳平衡六个方面。阴阳对立制约是指属性相反的阴阳双方在一个统一体中具有相互斗争、相互排斥和相互制约的关系。阴阳互根是指一切事物或现象中相互对立的阴阳两个方面，具有相互依存，互为根本的关系。即阴和阳任何一方都不能脱离另一方而单独存在，每一方都以对立的另一方的存在作为自己存在的前提和条件。阴阳互用是指阴阳双方具有相互资生、促进和助长的关系。即"无阴则阳无以生，无阳则阴无以化"。阴阳交感是指阴阳二气在运动中相互感应而交合，即相互发生作用。阴阳交感是宇宙万物赖以生存和变化的根源。《道德经》所说的"二生三，三生万物"即以阴阳交感为基础。阴阳互藏是指相互对立的双方中的任何一方都蕴含着另一方，即阴中有阳，阳中有阴。

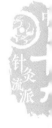

阴阳消长是指阴阳对立的双方总是处在此长彼消、此消彼长的不断变化之中，而且这种消长变化是绝对的，并非一成不变。阴阳转化是指事物总体属性的转化。即阴阳对立的双方，在一定的条件下，可以各自向其相反的方向转化，即阴可以转化为阳，阳也可以转化为阴。阴阳平衡是指阴阳对立的双方在一定的时间、一定的范围或一定的限度内维持着相对稳定的状态，即阴阳平衡状态。

三、阴阳理论在壮医学中的应用

阴阳理论是壮医基础理论的核心内容之一，壮医对阴阳理论的认识与应用与中医对阴阳理论的认识与应用既有相同点，又有其独到之处。

（一）说明人体的组织结构

壮医应用阴阳理论，根据所在的部位及其功能特点，把人体部分脏腑、组织、官窍、道路等划分为相互对立的阴阳两方面。如上部为阳，下部为阴；体表为阳，体内为阴；天部为阳，地部为阴；天气属阳，地气属阴；气道、火路为阳，谷道、水道、龙路为阴；气属阳，血、脏腑、骨、肉属阴。

（二）说明疾病的病证属性

壮医主要把阴阳理论应用于对疾病病证属性的认识和辨别上。如壮医把临床病证归结为两大类，即阴证和阳证。壮医认为，证是患者在疾病过程中全身情况的综合反映。每一种疾病，在不同的时期，不同的患者身上，都可以表现为阴证或阳证，经治疗后则可由阴证转化为阳证，或由阳证转化为阴证。因此，壮医在临床中只辨阴证和阳证两类证型。阳证多为热证、实证，多表现为面色红赤、发热、肌肤灼热、烦躁不安、呼吸气粗息高，甚则神昏谵妄、打人骂人、小便黄赤、大便秘结、舌红苔黄、脉数，目诊见"勒答"（眼睛）脉络粗大、色深红或红紫、曲张明显，甲象见红紫或青紫等。一般来说，正盛毒重者或疾病的初期，多表现为阳证。阴证多为寒证、虚证，多表现为神疲、倦怠、乏力、畏寒肢冷、面色㿠白或苍白、安静少动、息短气微、小便清长、大便稀烂、脉虚弱，甲象可见白色甲、瘪螺甲、软薄甲或脆裂甲，目诊"勒答"（眼睛）脉络色淡，或脏腑气血骨肉、三道两路功能减退等。一般来说，正虚毒轻者，或疾病的后期，多表现为阴证。壮医还认为，从证的变化可以预测疾病的转归，由阴转阳，多表示疾病向好的方面转化；由阳转阴，多表示疾病趋重或恶化，甚至预后不良。

　　壮医所辨的阴证和阳证两大类，具体又可细分为阴盛阳衰证、阳盛阴衰证和阴盛阳盛证三种类型。且强调以辨证为主，辨证与辨病相结合。临床凡热多寒少、以发热为主要表现、易伤津劫液，使人体三道两路运行不畅、功能失调的病证称为阳盛阴衰证；凡恶寒发热，寒多热少，临床以恶寒怕冷为主要表现的病证，称为阴盛阳衰证；临床凡以发热恶寒，汗出口渴，头不痛为主要表现的病证，称为阴盛阳盛证。阴盛阳盛是一种比较特殊的证型，其形成与壮族地区既气温偏高阳热盛又雨量充沛多雨潮湿

的自然现象、特殊的地理位置以及某些痧证的特殊症状表现有关。著名壮医罗家安在其所著《痧证针方图解》一书中，就明确以阴盛阳衰、阳盛阴衰、阴盛阳盛三证型对各种痧证进行分类，并作为辨证的总纲，在壮医临床中指导痧证的诊治，取得较好的疗效。

（三）指导疾病的防治

壮医还把阴阳理论应用于临床治疗上，指导临床实践。壮医治疗疾病时强调一个"衡"字，即平衡、均衡。壮医认为，阴和阳是两个对立面，阴阳平衡时，人体才会处于健康状态，一旦人体内阴阳失去这种衡态，出现阳偏胜或阴偏胜，临床上就会出现阴盛阳衰、阳盛阴衰或阴盛阳盛证候。

因此，壮医临证诊断时，除了辨病，辨阴证、阳证是不可忽略的步骤之一，而在治疗上，壮医强调要寻找一个平衡点来调整人体阴阳，而阴阳的平衡又赖于人体三道两路的通畅，天、地、人三部之气的协调同步运行，以及气血的均衡，只有三道两路通畅了，天、地、人三气才能同步运行，气血才会均衡，阴阳才能达到平衡的状态。壮医针灸疗法就是通过针刺或药线点灸作用于人体体表的龙路、火路的某些"网结"（穴位），一方面通调道路，直接祛邪外出，另一方面调整和畅通人体气血，增强人体抗病能力，加速邪毒化解或排出体外，使天、地、人三气恢复同步运行，人体气血阴阳复归平衡，从而达到治疗目的。

✧ 第二节　三气同步理论

三气同步理论，是研究自然界天、地、人三部之气与人体内天、地、人三部之气的内涵、相互关系及其运动变化规律的理论，是壮医用以解释人体生理病理现象的一种说理工具，是古代壮医朴素的天人自然观，属中国古代唯物论和辩证法范畴。三气同步理论认为，天、地、人三部之气是息息相通、同步运行和制约化生的，只有达到三气同步，人体气血才会调畅平衡，功能才会正常，人才能处于健康状态。

壮医关于天、地、人三气同步的理论，是柳州地区民族医药研究所名老壮医覃保霖先生在《壮医学术体系综论》一文中首先提出来的。科研人员在对南宁、柳州、河池、百色四个地区（均为壮族聚居地区）的民间壮医的实地调研中，证实了这一理论。壮医的三气同步理论是根据壮语"人不得逆天地"和"人必须顺天地"意译和延化过来的。

一、三气和三气同步的概念

（一）三气的概念

三气，是指天气、地气、人气三种气及其运动变化。天气，壮文为 Heiqmbwn，位居上部，故又称为上部之气，上部属天，故称天气；地气，壮文为 Heiqnamh，位居下部，故又称为下部之气，下部属地，故称地气；人气，壮文为 Heiqvunz，位居

中部，故又称为中部之气，中部属人，故称人气。

三气有两层含义：①大自然的三气：指自然界的天气、地气、人气三部之气及其运动变化。②人体内的三气：因人体也是一个小天地，是一个有限的小宇宙单元，所以三气亦指人体内部的天气、地气、人气三部之气及其运动变化。

（二）三气同步的概念

三气同步，是指天气、地气、人气三部之气之间处于息息相通、同步运行、制约化生的状态。大体上，天气主降，地气主升，人气主和，升降适宜，中和涵养，在大自然则万物化生，生生不息，在人体则气血调和，脏腑自安。

三气同步有三层含义：①大自然的三气同步：指自然界的天气、地气、人气三部之气之间处于息息相通、同步运行、制约化生的状态。②人体内的三气同步：指人体内部的天气、地气、人气三部之气之间处于息息相通、同步运行、制约化生的状态。③人体之气与大自然天、地二气的同步：是指人体之气与大自然的天气、地气之间处于息息相通、同步运行、制约化生的状态。这实际上是指大自然的三气同步，但这里是强调人体之气对大自然天地之气的适应性，即强调人要顺应自然，而不能逆天地。

二、三气的形成及其相互关系

天气、地气、人气三气的形成有一定规律，三气的运动变化相互联系，密切相关，天气主降，地气主升，人气主和，三气既

国家中医药管理局厘定中国十大针灸流派

互相资生又互相制约，共同维持人体和自然界的一定常度。

（一）自然界三气的形成及其关系

壮医认为，气是构成天地万物的本原，宇宙的一切事物皆由气所化生。正如《道德经》所说的"道生一，一生二，二生三，三生万物"。自然界生成后，气一分为二：一为天气，一为地气。轻清者上升，形成自然界的天气，为无形之气；重浊者下降，聚而形成有形之气，如大地万物，形成自然界的地气，为有形之气。自然界之天气和地气形成后，天地二气并非独立运动，互不联系，而是相互影响，相互作用，协调化生。大体上，地气主升，天气主降，天气、地气的升降运动永不停息。

天气下降、地气上升，天、地二气相互交合感应，其精华部分则化生为人气。正常情况下，人气与自然界的天气、地气相通应，息息相通，互相化生。天地之气不断资生充养人气，使人体不断生长、壮大；人死后，则人气又化生为地气，回归大自然。人气又受天、地二气的制约。

（二）人体内三气的形成及其关系

自然界的天气、地气交合感应化生人气后，人气又化生脏腑、气血、骨肉，形成人体，并一分为二。重浊者构成有形之人体，如脏腑、血液、骨肉等实质性器官组织；轻清者为一身之气，通过谷道、水道、气道与自然界相沟通联系，时刻保持与大自然的天气和地气同步，及时得到大自然天地之气的资生和充养，以推动和维持机体生理功能的正常发挥。

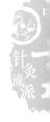

一身之气在体内布散全身，充斥内外上下左右，无处不到，无处不在，充养着三道两路、脏腑、骨肉、官窍。按在人体内的分布特点，壮医把整个人体一身之气，即大自然的人气，分为上、中、下三大部分。上部居上，与大自然的天相类，故上部属天，称为天部，壮语称为"巧"，上部之气则称为天气，指在膈以上各部位之气，包括头面、头发、"巧坞"（大脑，颅内容物壮语称为"坞"，含有统筹、思考和主宰精神活动的意思）、颈部、上肢、"咪心头"（心脏）、"咪钵"（肺）等；下部居下，与大自然的地相类，且下肢与地气直接相通，故下部属地，称为地部，壮语称为"胴"，下部之气则称为地气，指脐以下各部位之气，包括"咪腰"（肾）、"咪小肚"（膀胱）、"咪花肠"（子宫）、"隆娃"（卵巢）、前列腺、二阴、下肢等；中部居中，与大自然的人相类，故中部属人，称为人部，壮语称为"廊"，中部之气则称为人气，即介于膈和脐之间各部位之气，均属中部之气，包括"咪叠"（肝）、"咪背"（胆）、"咪曼"（胰）、"咪隆"（脾）、"咪胴"（胃）、"咪虽"（肠）等脏腑之气。人体内天气、地气、人气三部之气通过三道两路互相沟通联系，共同构成人体一身之气。

三、三气同步理论的内容

三气同步理论的基本内容包括天气主降、地气主升、人气主和、三气相通、三气相生、三气相制六大方面。主要用于阐明人体的生理功能和病理变化。

（一）天气主降

天部居上，其质虽轻清向上，其气宜降。在自然界，天气下降，则地气蒸化，万物生焉。在人体，生理情况下，天气也必须下降至人部和地部，把从自然界天气中吸取的清气与水谷精气汇合，化生为气血，充养人体各部，使功能正常，道路畅通，气血畅达，人体健康。

（二）地气主升

地部居下，其质虽重浊沉降，其气宜升。在自然界，地气蒸腾，与下降之天气相互交合感应，则万物复苏，生机勃勃。在人体，地气也必须上升至人部和天部，与下降之天气交合，化生气血。如此气血充养有源，形体与功能得以维系。

（三）人气主和

人部居中，是天气下降和地气上升的必经之路，实为气之枢纽，主调和，其气宜有升有降，升降适宜。在自然界，人气调和，合理利用自然资源，则天地交融，风调雨顺，国泰民安。在人体，人气调和则三气升降有常，气机调畅，道路畅通，气血调和，机体得到正常充养。

（四）三气相通

三气相通，是指天气、地气、人气三气息息相通、同步运行。在自然界，天气主降，地气主升，人气主和，天、地、人三气相互交合，则化生万物。因而自然界的天气、地气、人气是相互通应、同步运行、协调发展的。在人体内部，上部的天气、中

部的人气、下部的地气三气之间也是息息相通、同步运行的。壮医认为，人体内有谷道、水道、气道、龙路、火路五条通道，其中谷道、水道、气道贯通天、地、人三部，而龙路、火路有主干和网络分支，其网络遍布全身各部。因此，三道两路把天、地、人三部紧密联系在一起，使三气息息相通，协调运行。人体内三部之气的运动，也是天气主降，地气主升，人气主调和。

人体内部的天、地、人三气与自然界的天气、地气也是息息相通、同步运行的。人体内三部之气与自然界天、地二气的沟通联系是通过谷道、水道、气道来完成的。谷道和水道通过口腔直接与大自然相通，共同完成对饮食物的消化吸收，并化生为人气，同时，又通过二便化归地气，因此，谷道和水道主要与自然界的地气相联系和交换；气道通过鼻腔亦与自然界直接相通，直接与大自然的天气相联系，进行气的交换。因此，人体的天、地、人三部之气与自然界的天、地之气是相互沟通联系的。

（五）三气相生

三气相生，是指天气、地气、人气之间存在着相互资生、助长和促进的关系。天气可以资生地气，也可以资生人气；地气可以资生天气，也可以资生人气；人气可以资生天气，也可以资生地气。

在自然界，天气在地气的收敛凝聚作用下，降而为雨、露等，以资生地气；天气下降与地气交合感应，则产生人气，天气还可通过气道直接和人体之气相交换，以资养人气。地气在天气的温煦下蒸腾而上，形成云、雾等无形之气，以资助天气；地气上升，与下降之天气相互交合感应，则化生人气，地气还可通过谷道、水道直接和人体发生关系，以资生助长人气。人气通过气道或社会活动，可资生天气；人气通过谷道、水道或社会活动，可资生地气，人死后，尸体腐化，亦可化生地气。因此，自然界天、地、人三部之气之间互相化生，协调同步运行，从而天地万物欣欣向荣。

人气与自然界之天气、地气的交换必须由人体的谷道、水道、气道进行转化，才能形成人体所需之气，因而三道是气血化生的场所。人禀天地之气而生，为万物之灵，因而最具灵性和主观能动性。人生活于天地之间，上擅于吸天之灵气，通过气道化生人气；下长于禀地之厚气，通过谷道、水道的消化吸收化生人气。因此，人气通过三道保持和大自然天地的协调发展，受天、地二气的涵养而生生不息。

在人体内部，天、地、人三部之气也是互相化生，互相资生、助长的。人气居中，包括了谷道的大部、水道的部分，以及"咪胴"（胃）、"咪虽"（肠）、"咪叠"（肝）、"咪背"（胆）、"咪曼"（胰）等脏器。尤其是谷道，"咪胴"（胃）、"咪虽"（肠）是人体化生气血的主要场所，"咪叠"（肝）、"咪背"（胆）、"咪曼"（胰）则是谷道化生人体气血的枢纽脏腑，人体源源不断地从自然界地气中吸取各种饮食物，进入到谷道"咪胴"（胃）、"咪虽"（肠），在"咪叠"（肝）、"咪背"（胆）、"咪曼"（胰）的协调下把饮食物消化吸收为各种营养物质，化生为人气，即人一身之气，上达天部以资生天气，下抵地部以助长地气，上下沟通联系，不断资

生助长，则三部之气生生不息。

地气居下，乃重浊之气，包括了水道的大部、谷道的部分，以及"咪腰"（肾）、"咪小肚"（膀胱）、前后二阴等脏器。尤其是水道，与大自然发生直接、密切的联系，人体有水道以进水出水，水液进入人体后，与谷道同源而分流，在"咪胴"（胃）、"咪虽"（肠）吸取水谷精微营养物质后，水液在水道的调节枢纽脏腑"咪腰"（肾）、"咪小肚"（膀胱）的作用和协调下，一方面形成尿液，通过尿道排出，另一方面通过汗腺形成汗液从皮肤排出体外。因此，水道的两端均与大自然直接相通，水为生命之源，人体饮入水液后，通过人气的作用消化吸收，化生为人体一身之气，地气上升，通过龙路和火路的沟通连接，上达人部和天部以资生、助长天、人二部之气。

天气居上，乃人体气中之轻清部分上升而成，包括了气道的全部，以及"咪心头"（心脏）、"咪钵"（肺）等脏器，气道也是人体与自然界联系较为密切的通道之一。自然界的轻清之天气通过口鼻进入气道，在"咪钵"（肺）的呼吸作用下，自然界之清气到达"咪钵"（肺）部，与人体之气相互作用，化生为人体一身之气，同时排出人体代谢之浊气。天气主下，沿着龙路、火路下降，到达人部和地部，与人部、地部化生的水谷精气相互作用，不断资生、助长人气和地气。

因此，不管是自然界的天气、地气、人气，还是人体内部的天气、地气、人气，均存在着相互资生、相互助长、相互促进的关系。

（六）三气相制

天气、地气、人气虽然相通、相生，但同时也相互制约，以维持三气在一定的常度下运动变化。

在自然界，天气在地气的收敛凝聚作用下，在一定条件、一定程度的范围内下降，形成雨、露等有形之物，以资生、助长地气，天气下降同时也受到地气上升作用的抑制，使天气下降不至于太过。如果天气下降不及或太过，超出了地气的正常制约协调范围，则会产生异常的运动变化，产生自然灾害。若天气下降不及，则可产生旱灾，是为灾变，使大地干涸，无以化生，使人气气血乏源；若天气下降太过，亦可产生灾变，如出现台风、陨石雨、洪水等自然灾害。反之，地气在天气的气化作用下，蒸腾而上，形成无形之云、雾，以资生、助长天气。地气的升腾受天气下降作用的制约，如果地气上升不及，即不受天气的蒸腾制约，可引起地气泛滥成灾，如某物种泛滥、水湿泛滥，久之，还可导致天气化生乏源，进而下降不足，引起旱灾等自然灾害；如果地气不受天气下降运动的制约，而上升太过，则天气可因化生旺盛而常年多雨，同时，地气上升太过还可以引起地震、火山喷发等自然灾变。

人气居于中，受天、地二气的制约。天地之气皆时刻在不断地变化当中，日夜小变化，四季大变化，天气下降，地气上升，而人和万物皆天地所化生，故人气又与天地之气息息相通。因此，无论常变还是灾变，天地之气均影响人气，制约着人体的健康。天地之气为人体造就了生存和健康的一定常度，人的生长壮

老死这一生命周期，受天地之气涵养和制约，并在一定常度下运动变化。当然，人作为万物之灵，可以发挥主观能动性，在一定常度下最大限度地从天地索取营养物质，以促进人体的生长发育、新陈代谢。此外，人对天地之气的变化有一定的主动适应能力，如天黑了会引火照明，天热了会出汗乘凉，天冷了会添衣加被，洪水来临会登高躲避等，对于天地之气的这些变化，人如能主动适应，就可维持生存和健康的常度。但是，人又不得逆于天地，不能破坏大自然，而必须顺应天地，尊重大自然的发展规律，才能保持人气与天、地二气的协调发展。一旦天、地二气遭受破坏，不能制约协调人气，则人体的协调发展也必将受到影响，并导致疾病的发生。

在人体内部，天、地、人三部之气也是相互制约协调的。大体上，天气制约地气，地气制约人气，人气制约天气，天气制约人气，人气制约地气，地气制约天气。即每部之气均可制约其他二部之气，又受到其他二部之气的制约。天部位于人体上部，其气宜降，与人气、地气交互感应，并受地气上升运动的制约和中部人气的调和，使天气下降运动不致太过，如地气和人气对天气制约不及，可使天气下降过快，出现相关部分的病变。一方面可使天部之气不足，如"巧坞"（大脑）之气下降太过，可致大脑气血不足，出现头晕、神昏、失眠、记忆力减退等症状；"咪心头"（心脏）之气下降太过，则气血运行紊乱；"咪钵"（肺）之气下降太过，可致呼吸换气过度以致损伤"咪钵"（肺）及气道，还可引起"咪钵"（肺）之气不足，产生咳嗽、咯痰等症。另一方面，天气下降太过还可引起人部和地部之气过盛。因天气可资生、助长人气和地气，若天气资生之力量太强，人气异常增强则"咪曼"（胰）、"咪胴"（胃）等脏气功能亢盛，出现消谷善饥等症状，还可使人气的化生气血功能增强，使人体气血过于亢盛，出现相关症状；地气异常增强则可致水湿泛滥，出现水肿等症状。如天气下降不及或反升不降，则"咪钵"（肺）呼吸换气不够，不能吸清泌浊，则出现呼吸表浅、呼多吸少，甚则出现咳逆上气、气喘；"咪心头"（心脏）可见血流加速，甚则出现出血、瘀血；久之，还可因气道失去和自然界之天气的协调化生而使天气乏源。

地部位于下部，地气宜升，地气受到天气下降运动和人气调和作用的制约。若制约地气不及，则可致地气升发太过，"咪腰"（肾）气升发太过则出现大汗淋漓等水道病症状；"咪小肚"（膀胱）之气升发太过则可出现尿少，甚则无尿。若地气受制太过，不升反降，则可致地气泛滥成灾，出现水肿、气血瘀滞等症。无论地气受制太过还是受制不及，日久均可损伤水道功能，使水道与自然界地气的沟通联系受阻，最终引起人体气血乏源，使气血失衡而疾病丛生。

人部位于中部，其气宜有升有降，主调和。但人气同样受到天气和地气的制约。若制约太过，则人气的正常运动不足，见于"咪叠"（肝）则出现肝气郁滞不畅，胆汁分泌不足，甚则谷道对自然界地气的消化吸收功能减弱，出现胃纳不佳、腹胀不适等症状；见于"咪背"（胆）则"咪背"（胆）中汁液向下输布不畅，

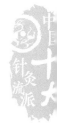

甚则减弱谷道对自然界地气的消化吸收功能；见于"咪曼"（胰）则可出现谷道对自然界地气的消化吸收功能减弱；见于"咪胴"（胃）、"咪虽"（肠），则可致"咪胴"（胃）、"咪虽"（肠）失其通降，使谷道阻滞不畅或不通，出现腹痛、便秘等症状。久之，则谷道消化吸收自然界地气的功能减弱，人体气血化源不足，终致气血偏衰而发病。若制约不及，一方面人气可异常上升或下降，另一方面，谷道功能可异常强大，则气血充盛，终致气血偏亢而疾病丛生。

四、三气同步理论在壮医学中的应用

（一）阐明人体的生理功能和病理变化

三气同步理论是壮医基础理论的核心内容之一，主要用来解释人体的生理现象和疾病的病因病机。壮医把整个人体分为天、地、人三部，壮医认为，在生理上，人体内天、地、人三部之气之间同步运行，相互制约化生，生生不息。总的说来，天气主降，地气主升，人气主和，升降适宜，中和涵养，则三气同步。人体内三部之气（自然界的人气）又与自然界的天、地之气息息相通，同步运行，制约化生，则气血均衡调和，阴阳平衡，脏腑自安，人体才能达到健康境界，并能适应大自然的变化。在病理上，若天、地、人三气不能同步运行，则百病丛生。

壮医的三气同步理论实际上是壮医天人自然观的具体体现，属中医学的"整体观念"范畴，而壮医更加突出人与自然界及人体各部位间的协调动态平衡关系，而且把"天、地、人三气不同

国家中医药管理局厘定中国十大针灸流派

步论"作为病机的重要方面。

（二）指导临床治疗

壮医三气同步理论对临床治疗具有指导意义。壮医三气同步理论在治疗上强调一个"通"字、一个"动"字和一个"衡"字。

1. 以通为用

"通"即畅通，要求临床防治时要着眼于畅通人体各部之气。天、地、人三气互相通应交合，协调同步，则道路畅通，气血交融，阴阳相济，人体健康。因三气畅通依赖道路的沟通连接，故三气的畅通有赖于道路的畅通，通过内服和外治等方法刺激机体，使道路通畅，则三气自通，即壮医所说的"路通则气血自畅"，"气畅则三气同步"。壮医畅通三气最常用的治疗大法是调气。壮医十分重视调气，认为只要一身之气调畅，则血行亦畅，三道两路通畅，天、地、人三气恢复同步运行，则疾病可愈。壮医常通过药物调气和针灸调气。

2. 以衡为治

"衡"则调，即均衡协调，意即天气、地气、人气虽然相生相通，但同时也相互制约，人体与自然界之天地之间以及人体天、地、人各部之间在动态中、在互相协调中获得和保持三气的均衡同步状态，使其在一定的常度下运动变化。气候异变，外毒入侵，邪毒内生，均可阻塞道路，影响气血运行，使三部之气失衡，从而产生疾病。因此，临证时要着力于调整人体天、地、人三气的平衡协调，三气虚损宜补，三气盛实宜泻。还要维持人体

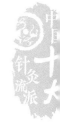

三气与自然界天、地之气的平衡协调。壮医常常通过调理谷道、水道、气道来达到人体与自然界的通应协调。

3. 以动促衡

"动"即运动，通过适度的运动，促进和保持三气的动态平衡。自然界的天气在动、地气在动、人气亦在动，而人体内部的天、地、人三部之气也在不断的消长变化。这就要求治疗时要维持天、地、人三气的自然流动，并调整其在一定的常度下运行。即天气要下降、地气要上升、人气要有升有降，并且要在一定的常度下升降，只有在动态中、在互相协调中获得平衡同步，才能达到健康境界。三气不运动人体就会死亡，运动过慢可导致气血瘀滞，运动过快则气血亢盛，均可引起疾病。人体内三气的运动协调主要靠三道两路的畅通及其相关枢纽脏腑的制约协调来共同完成。三道两路畅通，调节有度，人体三部之气就能协调运动，达到平衡同步，人体之气就能与天、地之气保持同步协调平衡，即健康状态；三道阻塞或调节失度，则三气不能同步运行而疾病丛生。如咳嗽咯痰属天部疾病，邪毒闭阻天部气道，使天气不能正常通降，治宜通气道、降天气，用龙脷叶、杷叶化痰止咳通气道，配以杏仁降气，可恢复三气同步运行。

人体三气的运动还体现在脏腑器官的运动变化上。壮医认为，位于颅内、胸腔和腹腔内相对独立的实体脏器都称之为脏腑，脏腑、气血、骨肉是构成人体的主要物质基础，各有其功能，均在一定常度中协调运动，共同维持人体的生理功能和状态。大体上，天部脏腑其性宜降，地部脏腑其性宜升，人部脏腑有升有降，其性宜和，如此升降有常，脏腑气血处于均衡调和状态。如果内脏实体受损伤或由于其他原因引起功能失调时，即可使人体三道两路发生阻滞或闭塞不通，导致气血关系失衡，人体的天、地、人三部之气就不能保持在一定的常度范围内协调运动，人体就会适应不了自然界的变化，进而升降失常，疾病丛生。因此，治疗时要着眼于恢复脏腑的升降常态，进而恢复天、地、人三气同步协调。如"咪心头"（心）君火独炽导致的失眠，因"咪心头"（心）处于天部，天气宜降，故治宜降火毒、清热毒。

人体内三气同步的实现靠三道两路的畅通及其相关枢纽脏腑的制约协调来共同完成。三道两路畅通，调节有度，人体内三部之气就能同步，人体之气就能与天、地之气保持同步协调平衡，即健康状态；三道阻塞或调节失度，则三气不能同步而疾病丛生。而人体三部之气的动态协调平衡又是在气血均衡和阴阳平衡的基础上取得的。壮医针灸疗法就是通过针刺或药线点灸，使三道两路通畅，使天、地、人三气在动态中复归协调同步，从而调整气血和阴阳平衡，达到治疗疾病的目的。

壮医的三气同步理论实为壮医的天人自然观，其精神实质是探讨人与自然界之间、人体内部各部位之间的关系，强调人与自然以及人体内部各部位之间的动态平衡及和谐统一的状态，属中医学的"整体观念"范畴，而壮医更加强调人与自然界之间以及人体各部位之间的协调平衡关系。三气同步、平衡、和谐则健康无病，不同步、失衡则变生诸病，临床治疗时强调三气的"通""动""衡"。因此，三气同步理论对临床有重要应用价值。

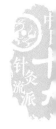

◈ 第三节　道路理论

　　道路理论主要研究人体三道两路即谷道、水道、气道、龙路、火路五条重要道路的内涵及其运动变化规律。道路理论是壮医理论体系的内核，也是壮医针灸的重要理论基础。壮医借助道路理论来阐释人体的生理功能、病理变化及其相互关系。

　　道路理论认为，人体内存在谷道、水道、气道、龙路、火路五条重要通道，它们相互沟通联系，把人体的天部（上部）、地部（下部）、人部（中部）联结成一个有机的整体，使天、地、人三部之气息息相通，同步运行，制约化生，从而达到健康状态。

一、道路的概念及内涵

　　道路，即三道两路，其概念是壮族人民在长期的生产生活和与疾病顽强斗争的实践中，经过对人体生理病理现象的仔细观察而逐渐形成和提出的，是人体内五条极为重要的通道。三道指谷道、水道、气道，是三条直接与大自然相通的通道；两路指龙路、火路，是两条内封闭通道。

（一）谷道

　　谷道，壮语称为"条根埃"，壮文为 Saihoz，指五谷进入人体并得以消化吸收之通道。其化生和调节的枢纽脏腑是"咪叠"

（肝）、"咪背"（胆）、"咪曼"（胰）。谷道上连口腔、咽喉，中有食道和胃肠，下接阴窍，贯通人体的天、地、人三部，且与大自然直接相通，是化生气血的主要场所。

壮族是我国较早种植水稻的民族之一，壮族地区位居亚热带，气候温暖潮湿，非常适合种植水稻。每年种植两季，壮族人民在长期的水稻生产实践中，总结出五谷禀天地之气以生长，赖天地之气以收藏，认为水稻吸天地之气最多，藏天地之气最厚，故最能滋养人体，成为壮族人民的主食。五谷通过口进入人体，在"咪叠"（肝）、"咪背"（胆）、"咪曼"（胰）的调节作用下，通过谷道得以消化吸收，成为气血化生之源。

因此，谷道的功能是消化吸收水谷，化生成为人体所需的气血，同时排出体内浊物。谷道畅通，调节有度，人体三部之气就能保持同步协调平衡，并能与大自然的天、地二气保持同步，使气血化源充足，达到健康状态。

（二）水道

水道，壮文为 Conghhoz，是指水液进出人体的通道。其化生和调节的枢纽脏腑是"咪腰"（肾）和"咪小肚"（膀胱）。水道主要包括口腔、咽喉、"咪腰"（肾）、"咪小肚"（膀胱）、尿道、毛孔，贯通人体的天、地、人三部。

水为大自然天地之气所化生，富含养分，为生命之源，对人体有滋养作用。人体通过水道进水出水，与大自然发生最直接、最密切的联系。水液和五谷一样，通过口进入人体，在胃肠消化吸收。但水道与谷道同源而分流，水液和五谷进入谷道后，先在

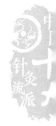

胃肠道被消化吸收，化生为人体所需的气血。随后，谷道把食物残渣形成粪便，通过肠道排出体外；水道则在"咪腰"（肾）和"咪小肚"（膀胱）的作用下，把体内水液代谢产物一方面形成尿液，从尿道排出体外，另一方面形成汗液，通过体表皮肤无数的毛孔排出体外。

因此，水道畅通，调节有度，人体三部之气就能保持同步协调平衡，并能与大自然的天、地二气保持同步，即健康状态。

（三）气道

气道，壮文为 Hozgyongx，是人体之气与大自然之气相互联系交换的场所和进出的通道。其化生和调节的枢纽脏腑是"咪钵"（肺）。气道位于人体的天部，主要包括口鼻、咽喉、气管、"咪钵"（肺）。

壮医把气称为"嘘"，对气极为重视，认为气是维持人体生命活动的最基本物质，人体必须吸入大自然的天气，从中吸取营养物质，又必须把体内的部分代谢废物化生成气，并排出体外。人体气道就是人体之气与大自然之天气相互交换和进出的通道，大自然的天气从口鼻进入气道，到达"咪钵"，在"咪钵"的调节作用下，人体从中吸取营养物质，又把体内的部分代谢废物化生为气，从气道通过口鼻排出体外，完成气体交换。

因此，气道的气进出于口鼻，实为呼吸之气，与人体一身之气有别。若气道畅通，调节有度，人体三部之气就能保持同步协调平衡，并能与大自然的天、地二气保持同步，即健康状态；若气道不畅，或功能失调，可影响三气同步而引起气道病变；若气道闭阻不通，则呼吸停止，人体失去大自然天气的直接充养，"巧坞"（大脑）会因失养而停止活动，"咪心头"（心脏）会停止跳动，人就会气绝而亡。

（四）龙路

龙路，壮文为 Sailwed，是指人体内血液的通道。壮医又称之为"血脉""血路"。其化生和调节的枢纽脏腑是"咪心头"（心脏）。龙路虽未直接与大自然相通，但却是维持人体生机和反映疾病动态的极为重要的内封闭通路。龙路有中枢、干线及网络分支，遍布全身，贯通人体的谷道、水道、气道、火路，以及天、地、人三部。龙路的中枢"咪心头"又称为"血海"。龙路内有气血循环往来，如环无端，到达机体各部，充养全身脏腑组织官窍。因此，龙路的功能主要是为机体输送营养。

壮医把血液称为"勒"，认为血液是营养全身骨肉脏腑、四肢百骸的极为重要的物质，得天地之气而化生，赖天地之气以运行。人体之气生成后，气又化生为血，血通过龙路和火路到达全身各部，充养着全身脏腑组织。又通过谷道、水道、气道不断从大自然天地之气中吸取营养物质，使气血得到及时补充。因此，龙路畅通，调节有度，人体三部之气就能保持同步协调平衡，并能与大自然的天、地二气保持同步，使气血调畅，保持健康状态。

（五）火路

火路，亦称"信息通道"，壮文为 Meg，是人体内的传感通道。类似于西医学的神经系统。其化生和调节的枢纽脏腑是"巧

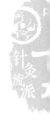

坞"（大脑，有统筹、思考和主宰精神活动的意思）。火路的功能主要是感受和传导外界的各种信息和刺激，经中枢"巧坞"的指挥和处理，迅速做出反应。火路具有迅速的特性，使正常人体能在极短的时间内，感受外界的各种信息和刺激，并经中枢"巧坞"（大脑）的处理和指挥，迅速做出反应，以此来适应外界的各种变化，实现天、人、地"三气同步"的生理平衡。火路和龙路一样，未直接与大自然相通，但却是维持人体生机和反映疾病动态的极为重要的内封闭通路。"巧坞"（大脑）既是火路化生和调节的枢纽脏腑，也是火路的中枢，是生命的象征，是人体生命活动的主宰。因此，壮医把火路放在十分重要的位置，认为火路是三道两路的核心，是维持人体生机和反映疾病动态的极为重要的通道。

火路有中枢，有主干，有分支，有网络。贯通人体的谷道、水道、气道、龙路，以及天部（上部）、人部（中部）、地部（下部）三部。主干分龙头、龙颈、龙身、龙尾四部分。"巧坞"为龙头，位居人体上部属天，位高而权重，是火路化生和调节的枢纽脏腑，又是火路的中枢所在，还是人体各部的总指挥部；颈部称为龙颈；腰背部称为龙身，民间壮医习称"龙脊"；骶尾部称为龙尾。火路还有分支和网络，其分支和网络遍布全身，龙头的网络分支分布在头部，龙颈的网络分支分布在颈部及上肢，龙身的网络分支分布在腰背部和相应的胸腹部，龙尾的网络分支分布在骶尾部及下肢。著名壮医专家覃保霖认为，从颈椎沿脊柱两侧直抵尾骨的状如巴掌宽的狭长区域，即火路的主干，有"神经走廊"之意，壮语原称"排廊"，恰为火路主干分布的区域，也是壮医针灸背廊穴取穴的部位。从解剖学角度看，这一狭长区域最接近自主神经系统中枢；从临床疗效看，针灸这一区域的背廊穴，不但可以调整整个中枢神经功能，而且还能统摄五脏六腑病症，从而可以调治全身疾病。

火路畅通，调节有度，人体三部之气就能保持同步协调平衡，并能与大自然的天、地二气保持同步，即健康状态。

二、道路理论的内容

谷道、水道、气道、龙路、火路共同沟通人体上下左右内外，连接人体天部（上部）、人部（中部）、地部（下部）三部，把人体联结成一个有机的整体，共同调节人体气血的化生、运行、输布和排泄。人体"嘘"（气）、"勒"（血）、精、津等营养物质在谷道、水道、气道内化生，进而进入龙路、火路，循环流通于全身，使脏腑骨肉、组织官窍等得到滋润和濡养，使人体内天、地、人三部之气同步运行，协调发展。

（一）道路主通

壮医认为，气血畅达是健康的前提。气血畅达有赖于天、地、人三部之气的通应同步，而三气同步主要是通过道路的沟通调节来实现的。三道两路是体内存在的五条重要通道，谷道和水道贯通天部（上部）、人部（中部）、地部（下部）三部，气道居于天部（上部），龙路和火路则遍布全身，三道两路互相沟通联系，内而脏腑骨肉，外而皮肤毛窍，上而"巧坞"（大脑），下而下肢，把人体联结成一个有机的整体，共同调节人体气血的化生、运行、输布和排泄，使人体内的天部（上部）、人部（中部）、地部（下部）三部之气息息相通，协调化生，从而气血畅达。因此，壮医道路理论十分强调一个"通"字，亦即道路要通畅。三道两路必须保持畅通，以通为用，以通为要，以通为顺，有了疾病则以通为治。生理上，只有道路通畅，调节有度，人体内天、地、人三部之气才能相互通应，保持畅通同步，人体之气与大自然天、地之气才能保持同步运行，则气血化生和充养有源，运行、输布有常，排泄有度，则气血平衡，人体处于健康状态。谷道、水道畅通，则能正常吸纳水谷精华，化生气血，及时排出糟粕；气道畅通，人体之气就能与大自然之天气相交换，吸其精华，弃已糟粕，充养气血。因此，三道偏于与大自然的天、地之气相通应。龙路畅通，则气血运行有常，不致溢出脉外，全身组织得到气血的及时充养。火路畅通，则气血循行有度，人体能对外界的信息和刺激做出正确及时的反应。因此，两路偏于与体内各脏腑组织相通应。只有两路通畅，人体气血的运行、输布和排泄才能正常进行。人体"嘘"（气）、"勒"（血）、精、津等营养物质在谷道、水道、气道内化生后，进入龙路、火路，赖两路的网络循环流通于全身，以滋润和濡养全身脏腑、骨肉、组织、官窍。人体各脏腑组织在生命活动中所产生的糟粕废物，也通过两路传回三道，并排出体外，回归大自然。病理上，若三道两路任何一条通道瘀滞或阻塞不通或调节失度，均可影响三气同步，导致气血失衡而引起相应的病理状态。

三道两路的通畅又以气血均衡为条件，只有气血保持充盛平衡，三道两路才会畅通无阻，若气血失衡，或气血偏亢，或气血偏衰，或气血瘀滞，均可导致三道两路瘀滞不畅或闭塞不通，三道两路瘀阻又可加重气血失衡。

（二）三道主化生气血

三道是人体气血化生的场所，主气血的化生。大自然的人气生成后，气又化生为血，化生脏腑骨肉，而气血又必须得到大自然天、地二气的不断充养，否则油竭灯枯，人体会因气血乏源而亡。谷道、水道、气道均是人体与大自然直接相通的部位。谷道、水道与大自然的地气相通应，水谷通过口进入谷道，在谷道的化生和调节枢纽脏腑"咪叠"（肝）、"咪背"（胆）、"咪曼"（胰）的调节作用下，谷道和水道吸纳水谷精华，化生为人体气血，又通过二便、汗窍把水谷的糟粕排出体外。需要注意的是，壮医认为参与水谷化生的是"咪曼"（胰），而不是"咪隆"（脾）。壮医对脾脏的生理功能认识较晚，因长期不明其功能作用，故认为是多余的器官，甚至经常忽略，故壮语称之为"咪隆"，意即"容易遗忘的器官"，或称"咪蒙隆"，意为"不知其作用的器官"。后来，在屠宰禽畜及人体解剖中，发现脾脏内藏血较多，加之人生气时称"发脾气"，壮医慢慢领悟到，脾脏可能是一个人体气血的贮藏调节库，与水谷在谷道的消化吸收过程没有直接关系。

气道与大自然的天气相通应，大自然之清气通过口鼻进入气道，在气道的化生和调节枢纽脏腑"咪钵"（肺）的调节作用下，

化为气血，又吐出体内的污浊之气。

谷道、水道吸入的水谷精微和气道吸入的大自然清气共同构成气血化生之源。因此，谷道、水道、气道任一通道不通畅或功能失调都可导致气血化源不足，进而影响气血平衡协调，从而疾患丛生。

（三）两路主运载气血

气血在三道内化生后，进入龙路、火路，赖两路的网络而循环流注全身，滋润和濡养全身脏腑骨肉、组织官窍，使生理功能得到充分发挥。龙路是专门运载气血的通道，龙路有主干、有分支、有网络，其分支遍布全身，因而可把气血供给全身组织官窍。火路虽然不是专门运载气血的通道，但其内也有气血在流动，并能协调龙路内气血的运行和输布，故临床凡涉及气血运行输布的疾病，壮医常龙路与火路同治，每获良效。同时，龙路和火路还把人体脏腑组织所产生的糟粕，回传至三道，以排出体外，完成与大自然天、地二气的交换。

（四）火路主传感信息

火路是人体内的传感之道，相当于"信息通道"，其主要功能是传感和处理信息。其性迅速，能使人体在极短的时间内，感受外界的各种信息和刺激，经火路干线到达火路的化生调节中枢"巧坞"（大脑），再经"巧坞"（大脑）的处理后迅速做出反应，以此来适应大自然的各种变化，实现"三气同步"的生理平衡。若火路瘀滞或闭塞不通，则人体不能感应体外的各种反应，终致天、地、人三气不能同步运行而产生疾病。

（五）道路通应体表

人体体表密布龙路、火路的网络分支，这些分支在体表一定部位交叉成结，壮医称之网结，又称穴位，人体体表有很多网结，是气血交汇结聚之处。三道在体表虽然没有网络分支，但在体表一定部位常存在反应点，壮医把这些反应点也称为穴位，又称压痛点或敏感点。这些反应点虽然没有直接与三道相连，但却通过两路的网络和三道相通应。因此，三道两路在体表均有相应的穴位分布，刺激这些穴位可以作用于相应的道路及脏腑，而三道两路及脏腑的生理病理变化，又可通过道路反映在体表相应的穴位上。壮医针灸等外治疗法就是通过刺激三道两路在体表的某些穴位，达到畅通三道两路、调节五脏六腑和平衡气血的目的，加速邪毒化解或从道路排出体外，使天、地、人三部之气复归同步平衡。

三、道路理论的应用

壮医的三道两路理论主要用来说明人体疾病的病位、病因病机、生理功能、病理变化及疾病的诊断和治疗。

（一）说明疾病病位

道路常常是毒作用的部位及传变的路径。三道与大自然直接相通，外毒入侵，常先扰三道，引起三道疾病，故三道病变病位在表，多较轻浅；两路与内部相连，若正不敌毒，则毒进，传至两路，引起两路甚或内脏病变，故两路及内脏病变病位在里，其病变相对较重。

（二）说明病因病机

壮医认为，人体的一切疾病皆因毒而起。毒既可外侵，亦可内生，但不管外侵还是内生，必赖三道两路为其传导路径。外侵之毒一般通过三道乘虚侵入体内，阻滞于三道，或者通过三道入里传至两路，阻滞或破坏两路，产生相应病变。内生之毒则直接阻滞三道两路。

气血失衡是疾病产生的主要病理基础。三道两路瘀滞不畅或功能失调常是气血失衡的主要原因，气血失衡反过来又可加重道路的不畅和失调。三道瘀滞不畅可导致气血偏衰或气血偏亢；两路瘀滞不畅可导致气血瘀滞。

（三）说明生理功能

壮医认为，在生理上，天、地、人三部之气是同步运行、生生不息的，而三气同步主要通过三道两路的沟通调节来实现。道路的生理功能可概括为四个方面：①沟通内外。三道偏重于与外界相通应，调节人体与大自然天地之间的平衡；两路偏重于调节人体天、地、人三部及各组织器官之间的平衡。②网络全身。三道两路及其网络分支遍布全身，把人体连成整体，调节全身气血平衡。③化生滋养。三道主化生，吸纳天地之精华，化为气血；两路主运载，运行气血滋养全身。④排毒外出。人体脏腑组织在生命活动中所产生的糟粕废物，以及外侵、内生之毒，通过三道两路排出体外。

若道路通畅、调节有度，则人体天、地、人三部之气能同步运行，并能与大自然之天、地二气保持同步，则气血调畅，人体处于健康状态。

（四）说明病理变化

气血是人体的最基本物质，而气血的化生、运行、输布和排泄都离不开三道两路，故三道两路任何一个环节阻滞不畅，均可引起气血的化生、运行、输布和排泄障碍，导致气血失衡，引起相关的病理改变甚或死亡。

谷道阻滞不畅或失调可引起谷道病变，一是不能正常化生营养精微，二是糟粕不能按时排出体外。主要表现为呕吐、腹泻、便秘、呃逆、嗳气、厌食、腹胀、腹痛等消化、吸收及排泄方面的症状。长期消化吸收不良可见葱管甲、蒜头甲、羹匙甲等病理甲象。

水道阻滞不畅或失调可引起水道病变，进水、出水调节无度。主要表现为水肿、尿急、尿频、尿痛、尿闭、遗尿、小便失禁等。若水道完全不用或闭阻不通，滴尿全无，可危及生命。

气道阻滞不畅或失调可引起气道病变，气道不畅，则"咪钵"（肺）功能失调。主要表现为头痛身疼、鼻塞流涕、咳嗽气喘、咳痰咳血、胸痛胸闷等。气道壅塞，甲诊可见蒜头甲、紫绀甲，还可见口唇青紫等。若气道完全闭阻不通，则可引起死亡。因邪毒入侵，气道常首当其冲，故气道病最为常见。

龙路阻滞不畅或失调可引起龙路病变，龙路的主要作用是运

行气血，滋养组织官窍，故龙路病临床主要表现为内脏、骨肉等组织器官的缺血失养，以及气血运行不循常道而出现的孔窍出血方面的症状。血液运行不畅，致内脏、骨肉失养，则可出现肌肉萎缩，偏枯不用，口唇、指甲青紫，目诊"勒答"（眼睛）上可见黑斑黑点等。若龙路功能失约，血液运行不循常道，则可见孔窍出血，如衄血、咳血、咯血、便血等，还可见皮下瘀斑、瘀点。若龙路中枢——"咪心头"（心脏）萎废不用，则人体内脏、骨肉将无所以养，生命也将终止。

火路阻滞不畅或失调可引起龙路病变，火路在人体内主要为传感之道，即"信息通道"，火路有病或其他疾病影响到火路的功能，会削弱人体对外界信息的感知、反应和适应能力，使"巧坞"（大脑）指挥不灵，从而出现感觉异常或缺失。故火路病临床主要表现为人体对外界信息的感知及适应能力削弱，"巧坞"（大脑）指挥不灵，出现不知冷热痛痒等感觉异常或缺失。若火路完全阻断，或火路的中枢"巧坞"（大脑）不用，则会导致死亡。

道路还是诸毒入侵的主要通道。如风毒、痧毒常循气道而入；蛊毒、食物中毒常首犯谷道；湿毒、结石常常堵塞水道；某些邪毒往往循皮肤侵犯两路。在病理上，诸毒不仅假道路入侵，而且往往循道路传变。入侵三道之邪不仅可以内犯两路，内犯两路之毒亦可传至三道。无论何种毒邪入侵或传变，最终均可引起三道两路一个或多个环节不通，使人体气血失衡而导致疾病发生。

（五）用于疾病诊断

道路理论用于疾病的诊断，主要通过观察道路的排泄物及道路在体表一定部位的形态、结构、色泽等变化，以诊断疾病，并辨别疾病的病位、病性等。

1. 观察道路在体表的部位

根据体表局部的变化可测知相应道路及内脏的病变。如见气喘如牛，壮热，鼻翼煽动，为气道咪钵（肺）热毒内盛；口、舌生疮，溃烂疼痛，多属龙路"咪心头"（心脏）气血偏亢；后阴脱肛，多为气血偏衰，升提无力；尿道口红赤，伴尿频、涩痛，多为水道湿热诸毒内蕴或结石内阻；白睛脉络红紫曲张，且有黑斑黑点，多为龙路瘀滞；体表出现条状红线，属龙路火毒盛；皮肤青紫、肿痛，为龙路瘀阻；皮肤感觉异常，或肢体萎废不用，为火路不通。

2. 观察道路在体表的反应点

两路在体表有很多网结（穴位）或反应点（又称压痛点和敏感点，壮医均称穴位），三道在体表虽然没有网结，但常存在反应点，观察这些网结或反应点，常可察知三道两路及相应内脏的变化。如脐周四穴有压痛，可反映谷道病变；某些痧病，常可在背部出现反应点。

3. 观察道路的排泄物

痰涎为气道排泄物，可反映气道病变。痰涎清稀为气道有寒毒；痰黄黏稠为气道有热，或风热之毒内犯"咪钵"（肺）；痰中

带血多为"咪钵"龙路分支受损破裂,常见于痨病之"老咳嗽"。

呕吐物、大便为谷道排泄物,可反映谷道病变。呕吐物酸腐,腥臭不可闻,常为"咪胴"(胃)有热或食伤"咪胴";呕吐物见红,常为谷道受损,"咪胴"溃烂。大便清稀,甚或如水,多为谷道"咪曼"(胰)、"咪胴"(胃)虚损,寒毒内侵;大便黄褐,臭不可闻,多为湿毒热毒顺谷道下注;大便带红带白,常为屙痢,白多红少为白痢,红多白少为红痢;便中见血,色鲜而红者,多为痔疮出血,色黑如柏油者,多为溃烂出血,顺谷道下渗所致;大便硬结或干结,硬如羊屎,多为谷道有热,或热毒伤阴,谷道失润。

小便为水道排泄物,可反映水道病变。小便清长,为水道有寒毒;小便短赤,为水道有湿毒热毒;小便黄如浓茶,伴目黄、面黄、身黄者,多为黄疸;小便见红,尿中带血,多为水道有砂石。排尿疼痛,多为血淋,或水道内有结石;排尿不痛者为尿血。

(六)指导临床治疗

1. 阻断邪毒入侵传变的路径

邪毒常循道路入侵或传变,因此,防治疾病时应防重于治,宜阻断其路径。如壮乡山村的早晨,往往瘴气雾露迷蒙,若外出赶路,必口含生姜,以散寒辟秽,防止瘴毒从口鼻入侵三道引发瘴病;又如被暴雨淋湿,壮民常以姜葱煎汤沐浴,并以姜糖煎汤热服,可驱散风寒湿邪,防止风毒侵入气道引起伤风感冒。在治疗痧证时,壮医临床常用缚扎刺法,方法是先用纱布自局部环绕缚扎至指（趾）端 2～3cm 处，再在指端针刺放血，其目的一是阻断痧毒循两路传变，二是将痧毒逐至指尖，通过刺路放血排出体外。

2．畅通道路

邪毒致病，多因其阻滞或损伤三道两路。因此，壮医在临证时强调道路要畅通，通过三道两路把邪毒排出体外。如壮医喜用壮医药线点灸治疗各种痛证，以温热和药效对穴位的刺激，通过道路的传导，一方面疏通三道两路，另一方面调整机体功能，使毒邪化解或从道路排出体外。

3．指导用药

如用"调气理气药""解表药"治疗气道疾病；用"健胃消食药""润下泻下药"治疗谷道疾病；用"利尿通淋药"治疗水道疾病；用"消肿止痛药""止血生肌药"治疗两路疾病。

◆ 第四节　毒虚致病理论

毒虚致病理论，是研究毒和虚的内涵、相互关系及其发病规律，用以阐释人体发病病因的理论。毒虚致病理论是壮医基础理论体系的重要组成部分，也是壮医针灸学理论基础之一。壮医在长期与毒做斗争的实践中，逐渐形成了"毒虚致百病"的独特壮医病因理论。壮医毒虚致病理论认为，毒和虚是导致疾病发生的两大因素，一切疾病皆由毒引起，毒是外因，虚是内因，两者相因而为病。

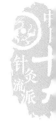

一、毒因论

毒虚致病理论认为，毒和虚是疾病发病必备的两方面因素。毒是疾病发生的外部原因，究其来源，有外侵和内生之别，一切疾病都是由于"毒邪"外侵或内生内扰所致。

（一）毒的概念与分类

1. 广义毒与狭义毒

毒，壮文为 Doeg。所谓毒，是以对人体是否构成伤害及伤害致病的严重程度为依据划分的，有广义和狭义之分。

广义之毒泛指一切对人体构成伤害的致病因素，是各种致病因素的总称，几乎囊括了中医病因学的所有病因。按来源、形态、发病时间及损害部位等，广义之毒又可分为四类：①外侵之毒和内生之毒。按毒的来源来分，有外侵之毒和内生之毒。如瘴病的瘴毒即属外侵之毒；机体气血偏衰、脏腑功能衰减引起水湿停聚所致的湿病，即为内生湿毒为患。②有形之毒和无形之毒。按毒物的大体形态来分，有肉眼可见的有形之毒，有肉眼看不见的无形之毒。诸如断肠草、蜈蚣等有形有毒之实物，即为有形之毒；外感火热、暑热之毒邪所致的痧病，即为无形之毒为患。③猛烈之毒和和缓之毒。按邪毒致病的严重程度和发病的时间长短来分，有的毒性猛烈，有的则缓慢起作用。如壮族先民用焦铜制成的焦铜药，其毒性强烈，人误中之，可因毒性迅速发作而身亡，为古代壮医著名的"五毒"之一。晋代张华《博物志》曰：

"交州夷名曰俚子，俚子弓长数尺，箭长尺余，以焦铜为镝，涂毒药于镝锋，中人即死。"焦铜药曾令周边的民族闻之丧胆。部分蛊毒毒性较和缓，常缓慢起作用，据宋代周去非《岭外代答》记载："广西蛊毒有二种，有急杀人者，有慢杀人者，急者顷刻死，慢者半年死。"有些毒物虽有猛烈之性，但经特殊的炮制，也可以缓慢起毒性作用。如断肠草，据明代张介宾《景岳全书》载："两广山谷间有草曰胡蔓草，又名断肠草，或人以急水吞之则急死，以缓水吞之则缓死。"④损害皮肉之毒、损害三道两路之毒和损害脏腑、气血、骨肉之毒。按毒的作用和损害部位分，有的损伤皮肉，有的损害三道（谷道、水道、气道）两路（龙路、火路），有的则损伤脏腑、气血、骨肉。如毒刺刺伤皮肉所致的局部皮肤红肿疼痛，此刺毒即为损害皮肉之毒；风毒从口鼻侵入气道，并阻滞气道，使气道不畅而出现咳嗽等气道病证，此为损害气道之毒；蛊毒从谷道进入人体，阻滞于"咪叠"（肝）而引起的蛊病，即属损害脏腑之毒。

狭义之毒指一些具体的有害、有毒之物，如风毒、痧毒、瘴毒、蛊毒、蛇毒、虫毒、刺毒等。

2．阳毒与阴毒

毒以阴阳来分，可以分为阳毒和阴毒两大类。

凡能引起机体气血亢盛、功能亢奋的邪毒，称之为阳毒，其致病特点是热、动、燥。如被毒蜂蜇后常出现局部红肿焮热疼痛等阳偏盛的症状，此蜂毒则称为阳毒。外感风毒，闭阻气道、龙路，可出现发热、头痛、汗出恶风、咳嗽、咯黄痰等症，这种情

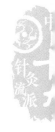

况也是阳毒为病。

凡能引起功能减退的邪毒，称之为阴毒，其致病特点是寒、静、湿。如中蛊毒后出现面目青青，日渐羸瘦，正如唐代刘恂《岭表录异·卷下》载："岭表山川，盘郁结聚，不易疏泄，故多岚雾作瘴，人感之多病，腹胪胀成蛊。"甚至"绞肠吐逆，十指皆黑，口水不沉，嚼豆不腥，含矾不苦"，此蛊毒即属阴毒。若外感风毒，闭阻气道、龙路，出现恶寒、无汗、恶风、酸累、咳嗽、咯稀白痰等症，则属阴毒为病。

（二）毒病的临床表现

因壮医把一切致病因素总称为毒，故毒病的临床表现非常广泛，也非常复杂。但按阴阳来分，大致可分为两大类。阳毒为病，多表现为红肿痛热、面色红赤、发热、肌肤灼热、烦躁不安、呼吸气粗息高，甚者神昏谵妄、打人骂人、小便黄赤、大便秘结、舌红苔黄、脉数，"勒答"（眼睛）脉络粗大、色深红或红紫、曲张明显，指甲红紫或青紫等以热、动、燥为特征的症状，壮医归之为阳证。阴毒为病，常表现为神疲、倦怠、乏力、畏寒肢冷、面色㿠白或苍白、安静少动、息短气微、小便清长、大便稀烂、脉虚弱，指甲可见白色甲、瘪螺甲、软薄甲或脆裂甲，"勒答"（眼睛）脉络色淡，或脏腑气血骨肉、三道两路功能减退等以寒、静、湿为特征的症状，壮医归之为阴证。

此外，毒病均可表现为疮疖、溃烂、肿瘤、血液病及各种"中毒"等急性炎症及器官组织的器质性病变。

二、虚因论

虚，壮文为 Haw。壮医认为虚也是致病的因素之一，是疾病发生的内因。因为虚使体内的运化能力和防卫能力相对减弱，气血不足，特别容易招致邪毒的侵袭，产生疾病，出现毒虚并存的复杂症状。虚即正气虚，或气血虚，是指体内的运化能力和防卫能力相对减弱，不足以抗毒。究其原因，一是先天禀赋不足。父母羸弱，孕期营养不良、早产或毒邪滞留损伤正气等，使人体禀赋不足，气血偏衰。二是后天过度劳作，或与邪毒抗争气血消耗过度而得不到应有的补充，或人体本身运化和功能失常，使摄入不足，气血偏衰而致虚。虚病临床多表现为倦怠乏力、神色疲劳、少气懒言、声低息微、形体消瘦甚至衰竭死亡，多见于慢性病、老年病或邪毒祛除之后的恢复期内。

三、毒虚相因而为病

毒和虚构成壮医的病因理论，是发病必备的两方面因素，而毒之所以致病，是因为毒在体内与虚相抗争，最终引起气血关系失衡，从而疾病丛生。

毒和人体正气是一对矛盾，两者互相抗争，势不两立。正气可以祛除邪毒，使毒去体安；毒也可以损伤正气，使正气虚弱。毒是外因，虚为内因，毒和虚相因而为病。正气虚损不足是发病的基础，是外毒得以侵入人体的前提，毒进入人体后与人体正气

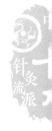

相抗争，若正胜毒，则毒退而正安，可不发病或虽发病而速愈；若毒邪亢盛，正气奋勇抗毒，但终因毒邪过盛而毒进，滞留机体，阻滞道路，耗伤正气，则人体气血失衡，发而为病，此为因毒致虚；若正气明显虚损，气血偏衰，则抗毒能力低下，正不敌邪，虚不胜毒，毒可乘虚而入，进一步损伤气血，引发疾病，此为因虚致毒，发病常较深重。

毒常通过两个途径引起气血失衡而发病。一方面毒可损伤三道两路功能，引起三道两路阻滞不畅或不通，影响天、地、人三气同步运行，从而使气血失衡而致病；另一方面，某些邪毒直接阻滞或损伤三道两路，终因引起道路的一个或多个环节阻滞不通，导致三气不能同步运行，使人体气血不均衡而致病。因各种毒的性质不同，侵犯的部位有别，其作用的具体机制也各异。

四、毒虚致病理论的形成背景

壮医的"毒虚致百病"理论早在宋代周去非撰的《岭外代答》一书中就有论述："盖天气郁蒸，阳多宣泄，冬不闭藏，草木水泉，皆禀恶气。人生其间，日受其毒，元气不固，发为瘴疾。"意即岭南地区，其自然气候环境每多郁热，阳气多宣泄，人久处其中，则体内阳气多不闭藏，多虚损不固，而外毒甚多，日受其毒，毒能损正，日久则元气不固，此乃毒虚相因为病，正是壮医毒虚致病的真实写照。

壮医毒虚致病理论的形成与壮族地区独特的自然环境和气

候条件是密不可分的。壮族地区位于亚热带湿润季风气候地带，气候炎热，多雨潮湿，湿郁热蒸，山林茂盛，蚊虫滋生，野生有毒的动植物和其他毒物非常丰富，这样的环境最易产生山岚瘴气，《诸病源候论》认为"杂毒因暖而生"，《岭外代答》指出瘴气是由地产毒药污染水源所致。故广西素有"瘴乡""蛊毒之乡""烟瘴之地"之称。早在《淮南子·修务训》就有神农尝百草，"一日而遇七十毒"的记载。广西壮族地区气候温和、多雨潮湿，山林资源储量相当丰富，拥有"植物王国"之美称，独特的自然环境和气候条件使野生有毒的动植物和毒矿种类非常丰富。据统计，壮族民间使用的毒药和解毒药在百种以上，因而更符合"一日而遇七十毒"之说。据《后汉书·马援传》载，出征交趾（大部属今壮族地区），"士多瘴气……军吏经瘴疫死者十四五"。宋代范成大《桂海虞衡志》也载："瘴，二广唯桂林无之，自是而南皆瘴乡矣。""两江水土尤恶，一岁无时无瘴。春日青草瘴，夏日黄梅瘴，六七月日新禾瘴，八九月日黄茅瘴，土人以黄茅瘴为尤毒。"难怪唐代陈藏器《本草拾遗》称："岭南多毒物，亦多解物，岂天资乎？"《岭外代答》也称："广西妖淫之地，多产恶草。"唐代诗人沈佺期诗云："昔传瘴江路，今到鬼门关。土地无人老，流移几客还。"有的还说："十去九不还。"

　　特殊的生活环境使壮族先民对毒有着特别直接和深刻的认识和感受，擅于使用、制造毒药和解毒药。早在隋代，岭南俚人（壮族先民）就会从有毒的动植物和矿物中提取毒素制作毒药或

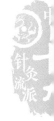

蛊毒，壮族地区自古就有"蛊毒之乡"的称号，令人谈"蛊"色变。宋代周去非《岭外代答》载："广西蛊毒有二种，有急杀人者，有慢杀人者，急者顷刻死，慢者半年死。"晋代嵇含《南方草木状》云："吉利草，其茎如金钗股，形类石斛，根类芍药，交广俚俗多畜蛊毒，唯此草能解之极验。"壮族先民很早以前就懂得利用本地出产的毒药制作毒箭，用于狩猎和战争。其所使用的毒药有焦铜、毒蛇草、毒虺、鸩、鸡母等多种。明代方喻《南宁府志》载："鸡母，涂箭射禽兽立死。"广西南宁地区素来是壮族聚居区，壮族在制作毒箭的实践中不断积累经验，并寻找新的毒药，如晋代用来制作毒箭的毒药以焦铜为主，宋代增加了毒蛇草和毒虺，明代又增加了鸩和鸡母，这些都是剧毒药物，中人即死。早在晋代葛洪在所著《肘后备急方》中就有关岭南毒箭的论述："凡箭毒有三种，交广夷里焦铜作镞……才伤皮便红肿溃烂而死……若有中之，即便餐粪，或绞滤取汁饮之，并以涂疮上，须臾即定。"并指出，广西盛产的蓝青、藕、生葛根、干姜、雄黄、竹沥等皆可解之。

　　壮族先民不仅擅于使用毒药，而且擅于制造毒药。隋代巢元方等撰的《诸病源候论》中记载了壮族先民制造和使用的5种著名毒药：不强药、蓝药（用蓝蛇头制成）、焦铜药（用焦铜制成）、金药（用生金制成）、菌药（用毒菌制成），即"五毒"，曾令周边的民族闻之丧胆。壮医的毒虚致病理论就是在这样的多毒环境中逐渐形成和发展的。

五、毒虚致病理论在壮医学中的应用

（一）阐明疾病病因

壮医毒虚致病理论主要用来解释人体疾病的病因和发病机理。一切疾病皆由毒和虚引起，毒为外因，虚是内因，毒和虚相因而为病。

（二）指导疾病预防

1．未病先防

毒虚致病理论用来指导疾病的预防。毒虚致病理论认为，毒是在机体虚弱、抗病力不足的基础上侵入人体的。人体内在正气充足，气血充盛，疾病是可以预防的。所谓"正气存内，邪不可干"。因此，壮医十分重视未病先防，创造和积累了丰富的养生防病知识，注重应用各种方法扶助人体之气，增强人体抗病能力，逐渐形成了特色鲜明的预防保健治未病体系。常用的防病保健方法有：服饰尚青蓝、解毒防病，饮食喜药膳、防病于食，家居喜干栏、防瘴除湿，出行擅防毒、御毒防病，唱歌释情志、调神养性，锻炼强身体、养身坚志，逛药市挂药、闻药防病，鼻饮吸药气、防疫抗病，脐针通道路、调气防病，等等。

在壮医防病保健诸法中，尤强调食补，擅长使用药膳来扶养正气，通过食疗增强抵抗力，防病于未然。药膳具有食物营养和药物功效的双重作用。壮医谓"寓医于食，寓医于补""药食同源""药补不如食补"。壮族又是最早种植水稻的民族，稻类不仅

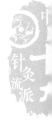

成为壮族先民充饥之食，而且常被作为健脾胃、益肾气、延年益寿的食疗壮药，并被加工成药粥、药饭、药糕、药酒等药膳食用。如贺县的黑糯米酒补肾健腰，桂平的黑糯米甜酒补中益气，壮族民间的五色糯米饭（五种颜色的糯米饭，多为紫、黄、黑、白、蓝五色）顺气健胃。壮族先民积累了丰富的药膳经验，如鸡皮果化痰止咳，嚼槟榔辟瘴、下气、消食，生饮蛇血治风湿，蛤蚧、麻雀、公鸡蛋（公鸡睾丸）滋补壮阳，紫苏"食之不饥，可以释劳"，枸杞菜"食之清心明目"。壮医药膳防病还体现在壮族谨和五味、食饮有节的膳食观，擅于把握分寸不过度，壮语称"喱啦"，就是"好了"的意思。且饮食以清淡为主，以粗粮为上，主张食热不食冷，食熟不食生，食软不食硬，食谈不食咸。擅用血肉之品补虚是壮医药膳防病的又一特点。广西壮族地区气候温和潮湿，动物藏量十分丰富，这是应用血肉之品的有利条件。壮医认为，动物与人相通应，同气相求，其补力最好，故用血肉有情之动物药配成药膳来补虚，常常能获良效，常服之还可延年健身，预防邪毒侵犯。

2. 既病防变

壮医重视未病先防，但若不慎产生疾病，壮医又强调要遵循"三治"原则，即治早、治小、治了。"治早"即及时及早治疗，强调在机体出现某种不适又还没有产生疾病的时候，就要进行治疗。"治小"指小病、轻病早治，强调在疾病还很轻微或发生不久的时候，就应该开始进行治疗，不要等到病重或演变成慢性病的时候才匆匆忙忙治疗，则会延误病情，影响疗效。"治了"意指彻底治疗，不可中途而废，强调在治疗疾病时要对疾病进行彻底治疗，临床症状消失仍不能停止治疗，需待目诊眼征、舌象、脉象恢复正常的时候，方可停用，以防邪毒未尽清而易于复发。如痛经患者，在临床症状消失之后，常需继续治疗 3～5 个月经周期，以巩固疗效，防止复发。

（三）指导疾病治疗

在疾病的治疗方面，毒虚致病理论的核心是"解毒"和"补虚"。解毒主要是通过药物外用或内服或非药物的方法，使毒物在人体内化解，或通过三道两路来清除，毒去则正安，气复而向愈；补虚是运用各种方法扶助正气，提高抵抗力，促进人体解毒排毒。壮医认为人为灵物，同气相求，非常重视动物药，通过动物食疗来补虚最为常用。通过解毒和补虚，正气得以恢复，病因得以祛除，则人体之气与天地之气恢复同步运行，气血阴阳恢复平衡，从而恢复健康。

壮医针灸疗法就是通过针刺或药线点灸人体体表龙路、火路的某些"网结"，以扶助人体正气，调节和畅通人体三道两路，加速邪毒化解或从三道两路排出体外，调节天、地、人三气恢复同步，使气血复归平衡，从而达到防病治病的目的。

◆ 第五节　气血均衡理论

壮医气血均衡理论是研究人体气和血的内涵、关系及其运动变化规律，用以阐释人体的生理功能、病理变化，以及病机、治

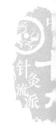

则、治法及其临床应用的理论。是壮医基础理论体系的重要组成部分，是壮医针灸学理论基础的核心组成部分。壮医气血均衡理论认为，气是构成人体的本原，血由气所生，气血一阴一阳，是构成人体、涵养生命和维持人体生命活动的最基本物质，气血平衡调畅，则道路（三道两路，即谷道、气道、水道、龙路、火路）通畅，人体内部的天、地、人三部之气就能同步协调运行，并能与大自然的天气、地气保持同步运行，化生不息，人体处于健康状态；气血失衡则道路阻滞，天、地、人三部之气不能同步协调运行，从而疾病丛生。气血均衡是壮医对人体生理状态的重要认识，气血失衡则是壮医重要的病机理论。

一、壮医气血的概念、内涵及其关系

（一）气的概念及内涵

壮医把气称为"嘘"，壮文为 Heiq。壮医对气极为重视。壮医认为，整个自然界均由气组成，按部位可分为上（天）、中（人）、下（地）三部，上部之气称天气（壮文为 Heiqmbwn），即大自然的天，下部之气称地气（壮文为 Heiqnamh），即大自然的地，中部之气称人气（壮文为 Heiqvunz），即人体。因此，气是构成人体本原的原始物质，人体内脏、骨肉、道路等组织器官均由气构成和化生。壮医把整个人体称为人气，而人气又有轻清和重浊之分，重浊者构成血液、脏腑、骨肉等有形之人体，轻清者构成人体一身之气。壮医认为人体也是一个小天地，故人体一身之气按分布部位又可分为上、中、下三大部分，上部称为天气，壮语称"巧"，中部称为人气，壮语称"廊"，下部称为地气，壮语称"胴"。人体之气乃无形之物，是构成人体和维系生命活动的最基本物质，是动力，是功能，是人体生命活力的表现。故气血均衡理论的气主要指人体之气。

人体之气的循行路径是谷道、水道、气道、龙路和火路，人体三部之气通过三道两路沟通连接，把整个人体联结成一个有机的整体，充斥着机体的内外上下左右，布满全身，无处不到，无处不在，涵养着人体，推动着人体各项生理功能协调运行，并通过谷道、水道、气道与自然界保持沟通联系，与自然界天地之气同步运行，不断吸取营养精华，又排泄人体的代谢产物。人体与大自然相沟通交换的是人气中的轻清部分，即一身之气，而重浊部分比较稳定，故壮医常把大自然的人气称为一身之气，又称人体之气、正气。这里的"气"与壮医气道的"气"有概念上的区别，气道的"气"主要指人体之气与大自然之气相交换的呼吸之气；这里的"气"主要是指人体一身之气，乃无形之物，是构成人体的最基本物质，又是维系人体生命活动的最基本物质。从阴阳来说，气为阳，是动力，是功能，是人体生命活动力的表现。壮医判断一个人是否已经死亡，主要有三个依据：一是"巧坞"（大脑）是否清醒。人死了自然会气绝，"巧坞"（大脑）就停止活动，再不会清醒和思考了。二是"咪心头"（心脏）是否跳动。人死了则"咪心头"（心脏）就会停止跳动。三是"气道"（鼻孔）是否有呼吸。人死了

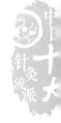

呼吸就会停止，就不会有气进出鼻孔了。可见有气与无气，是生与死的界限和标志，是人体生命活动的原动力。因此，壮医认为人体生命以气为原，以气为要，以气为用，有了疾病则以气为治。

（二）血的概念及内涵

壮医把血液称为"勒"，壮文为 Lwed。血也是构成人体的最基本物质。从阴阳来分，血属阴，血液通过龙路、火路运送输布全身，充养着全身器官组织。因此，血是滋养全身脏腑骨肉、四肢百骸的极为重要的物质，赖气以化生、资养和运行。血液的颜色、质量和数量有一定的常度，血液的变化可以反映出人体的许多生理和病理变化。

（三）气和血的关系

气和血两者密切相关。按气血形成的先后而言，先有气而后才有血，气生血，血乃气所化生，血得天地之气而化生和涵养，赖天地之气以运行。因此，气盛则血盛，气充则血旺，气虚则血亏。就气血的循行而言，气血相伴循行于龙路、火路网络内，充斥机体内外上下左右，遍及全身，充养机体，推动生理功能协调运行。以气血的功能而言，气是推动人体各种功能活动的物质，以通为要，气通则血畅，气行则血行，气滞则血瘀。血虽为气所化，又与气互相补充，相依为用，平衡协调，共同构成和维持人体的形体与功能。

二、壮医气血均衡理论的内容

（一）气血是构成人体的最基本物质

壮医对气极为重视，认为气是构成人体本原的原始物质，脏腑、骨肉、组织、器官、皮毛等均由气构成和化生，并形成人体。气是人体生命活动的原动力，人体生命以气为原，以气为要，以气为用。血由气所化生，壮医认为血也是构成人体的基本物质，人体赖血以滋养。

根据壮医三气理论，自然界始有天、地二气，天气主降，地气主升，二气交合，阴阳感应，遂产生人气。人气虽由天、地二气所交合而化生，形成人体后仍始终与天、地二气相沟通联系，赖自然界天地之气以不断化生充养，并受天、地二气的制约。人体之气与自然界天地二气的沟通联系主要通过人体的三道（谷道、水道、气道）进行，人体之气与自然界的天气、地气必须通过三道进行转化，自然界的天气和地气精华才能形成人体所需的气血。因此，三道是气血化生的场所，即气血化生于谷道、水道、气道，运行于龙路、火路，滋养着全身组织器官，最后又通过谷道、水道、气道排出人体代谢产物，化归自然界，完成气血的循环周期，如此周而复始，如环无端，使人体各脏腑、组织、官窍的功能得以正常发挥，从而维持人体的正常生命活动。因此，气是构成天地万物包括人体的本原，气血、脏腑、骨肉是构成人体的主要物质基础。

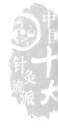

（二）气血宜动

气血同为人体的基本营养物质，赖自然界天地之气不断化生和充养，又通过龙路、火路的网络而循环流行，上达天部，下抵地部，中行人部，布散全身，滋养机体，维持人体的生命活动。其中天部气血主降，地部气血主升，人部气血主和，三部气血同步协调运行，气血又把体内各种代谢产物通过龙路、火路的输送，回传到谷道、水道、气道，再由三道排出体外，化归为自然界的天气、地气。从而气血的循环周而复始，机体得以涵养，生命活动得以维系。因此，气血强调一个"动"字，动则通，静则瘀，以动为用，以动为顺，以动促衡，以动为治。

（三）气血宜衡

气血从化生、运行输布，到滋养、排泄的循环周期，每一环节均须平衡调畅，气血的质量和数量亦须保持一定的常度，方能维持人体正常的生命活动，强调一个"衡"字，气血平衡是人体健康的先决条件，任一过程出现异常，均可引起气血失衡而引起疾病，即"疾患并非无中生，乃系气血不均衡"。

三、壮医气血均衡理论的应用

（一）用以阐释发病机理

壮医认为，毒和虚是起病两大因素，二者相因而为病。毒是外因，虚是内因，毒即邪毒盛，有外侵邪毒和内生邪毒之分；虚即正气虚，机体抗病力不足。然毒虚能否致病，取决于邪毒与正气两者抗争是否引起气血关系失衡。所谓气血失衡是指气血平衡关系失调，超出了机体的自我协调和恢复的能力，不能正常化生、输布和排泄，不能充养机体和维持机体的正常功能。早在1986年，广西中医学院壮医专家黄瑾明教授根据广西柳江县著名壮医龙玉乾祖传经验，主持整理出版了专著《壮医药线点灸疗法》，该书首次明确提出"疾患并非无中生，乃系气血不均衡"的病机学说。其涵义是：气血失衡是疾病发生的关键，一切疾病的产生，都是由于气血平衡关系失调所致。气血平衡，人体才会健康；一旦这种平衡关系受到破坏，超出机体的自我协调和恢复能力，则产生疾病。黄瑾明教授一直以此指导壮医临床，治愈了大量国内外病人，取得了较好的临床疗效。

气血失衡是壮医重要的病机理论，是壮医对病机的朴素认识，气血失衡则疾病丛生。因此，认为不论何种疾病，均存在气血失衡。气血失衡可出现在气血生成的过程，也可以出现在气血输布、滋养、排泄的过程，甚至可出现在气血周期的全过程。一般来说，在机体正气虚损、抗病力不足的基础上，痧、瘴、蛊、毒、风、湿等邪毒乘虚侵入人体，或内生邪毒，阻滞三道两路，使道路不通畅或功能失调，进而使天、地、人三部之气不能协调通应，终致气血失去协调平衡，出现偏衰，或偏亢，或瘀滞，从而产生疾病。气血偏衰可使气血充养不足，机体功能降低，抗病能力减弱；气血偏亢可使气血充养过盛，导致气血逆乱、功能亢进，甚则引起出血；气血瘀滞则道路不畅，可产生胀、痛等病理改变。

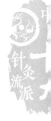

气血失衡病机主要有以下三种情况。

1．气血偏衰

气血偏衰即气血充养乏源，包括生成不足、耗损或排泄过多。

气血生成不足有两方面的原因：一方面是自然界的天气、地气对人气的充养不足，多因天气、地气的数量不够或质量降低，如天地之气受各种毒气污染，则可影响气血的化生而终致气血偏衰。如果没有自然界天、地二气的充养，气血则可因化生乏源而枯竭，生命就会终止。另一方面，气血化生的场所异常或功能失调，亦可影响气血化生的数量和质量，引起气血偏衰。人气与自然界的天气、地气是互相沟通联系的，相互联系的通道是三道（谷道、水道、气道），因此，三道通畅与否、功能正常与否、其枢纽脏腑调节正常与否，是气血能否充养有源的重要因素。若三道中任何一条通道不畅或阻滞不通，或功能失调，或枢纽脏腑调节失常，均可导致气血化生乏源而致气血偏衰。

气血耗损和排泄过多是指气血在运行、充养机体或排泄的过程中耗失过多。如气血在火路、龙路内运行过程中，因火路、龙路的破损而溢出路外，导致气血耗失过多。在气血充养机体的过程中，如"巧坞"（大脑）因劳神过度，可暗耗气血，使天部气血不足，终致气血偏衰。气血的排泄异常，如热病大汗淋漓，则气血可在阳热的蒸化下化为汗液大量排出体外，从而使气血受损而偏衰。

2. 气血偏亢

气血偏亢是指气血充养过盛，主要表现为气血过于亢奋，常见于邪毒过盛而体内气血不虚的情况，究其原因，包括生成过多、机体功能过盛或排泄不足三种情况。气血生成过多有两方面的原因，一方面，自然界的天气、地气对人气的充养过盛，即人气对自然界的天气、地气吸取过多，如人体对肥厚之水谷吸收过多，久之可致气血亢盛，引起高脂血症、高血压等疾病。另一方面，气血化生的场所（三道）异常或功能失调，亦可影响气血化生的数量和质量，引起气血偏亢。如谷道功能亢进，则人体消化吸收水谷的能力大增，若超过了机体的需要而又不能及时排泄，则可导致气血过多而偏亢。

气血生成后，运行于火路、龙路内，因此，任何影响火路、龙路的因素或影响气血运行的因素均可导致气血运行失常，出现气血偏亢。如高血压患者，因龙路狭窄，气血流通不畅，为了满足相关脏器的充养需要，机体会加快气血的运行，出现气血偏亢的病理改变。又如人体感受瘴毒而产生的瘴气病，若瘴毒量大而气血虚损不甚明显，则瘴毒可通过三道（谷道、水道、气道）传至两路（龙路、火路），并瘀阻两路，可出现明显的寒战高热、脉数，目诊可见龙路分支（脉络）粗大、明显曲张、颜色红紫，甲诊可见甲床红紫、月痕范围扩大，等等。这些均为气血偏亢的表现。

气血的排泄不足也是导致气血偏亢的原因。气血在体内消化吸收后，其代谢产物必须通过两路（龙路、火路）传至三道（谷

道、水道、气道），再由三道排出体外。若两路、三道任一通道出现异常，或堵塞不畅，或闭塞不通，均可影响气血的代谢产物及时排出体外，堆积在体内达到一定程度，即可引起气血偏亢。如谷道排泄不畅而出现便秘，可因排泄物不能及时排出而致气血偏亢，出现腹痛腹胀，甚至神昏，脉象可见滑、数，舌象可见舌质红苔黄，目诊可见龙路小分支曲张明显、管径变粗大、色红紫，等等。

3．气血瘀滞

气血瘀滞是指气血运行流通受阻不畅而瘀滞于内。气血瘀滞是临床常见的一种病理现象，多见于情志抑郁寡欢，或毒邪外侵机体，阻滞三道两路，使气血运行不畅；或火路、龙路受损，使气血溢出并瘀积路外；或气血虚少，使气血运行无力。如暑痧侵犯人体，常先累及谷道，进而影响水道、气道，并可迅速内传火路、龙路，阻滞气血的正常运行，出现全身胀累酸痛、头昏脑涨、倦怠无力、胸背部透发痧点，甚则昏迷、唇甲青紫，目诊可见"勒答"（眼睛）脉络青紫、曲张，甲诊可见甲红紫，舌诊可见舌边有瘀点瘀斑，等等。

由此可见，气血失衡主要有三种情况，即气血偏衰、气血偏亢、气血瘀滞。每种情况均可导致人体内三部之气即天气、地气、人气不相协调通应而产生疾病。"疾患并非无中生，乃系气血不均衡"是民间壮医对病机的朴素认识，经黄瑾明教授等几十年来的临床应用和深入研究，使之逐步深化，总结成为疾病的病机理论。"疾患并非无中生，乃系气血不均衡"，意即疾病的产生，是由于气血平衡关系失调所致。毒和虚是疾病产生的两大因素，在机体抗病力不足的情况下，邪毒外侵或内生，滞留于三道两路，使三道两路不通畅或功能失调，进而出现人体天部、地部、人部三部之气不能同步协调运行，致使气血偏衰、气血偏亢或气血瘀滞而发病。

人体气血与三道两路有着非常密切的关系。三道两路乃气血所化生，又赖于气血的不断充养，以维持道路的正常功能。气血均衡的维系又有赖于三道两路的通畅与协调，三道两路以通为用，以畅为调，在相关脏腑的作用下互相沟通联系，互相协调，使天、地、人三部之气息息相通。谷道、水道、气道是人体气血化生的场所，谷道、水道、气道任一通道阻滞不畅或功能失调均可导致气血化源不足，进而影响气血平衡协调，从而疾患丛生。龙路和火路是人体气血运行循环流通的通道，它们内属脏腑骨肉，外络支节皮毛，贯通上下左右，联系人体天（上部）、地（下部）、人（中部）三部，将内部的脏腑同外部的组织及器官联结成为一个有机的整体，使机体得到气血的充养濡润而焕发生机。再加上谷道、水道、气道的沟通，使人体各部的气血保持相对的动态平衡，使天、地、人三部之气息息相通、同步运行，保证机体的功能得以正常发挥，人体处于健康状态。因此，三道两路畅通协调是气血均衡的前提，气血均衡则是三道两路功能正常的保证。

疾病产生的原因是由于痧、瘴、蛊、毒、风、湿等邪毒乘虚侵入人体，或内生邪毒，阻滞三道两路，引起道路阻滞或功能失调，导致天、地、人三部之气不能同步运行，最终导致人体气血关系失衡而发病。因此，气血失衡是疾病发生的关键，一旦气血的平衡关系受到破坏，超出了机体的自我调节能力，就会产生各种疾病。

基于气血失衡的病机理论，壮医针灸提出具体病机七条。

（1）诸病瘀滞，皆属于气。即凡瘀滞性疾病，一般皆因气机不畅或气虚不运所致。

（2）诸病肿瘤，皆属于瘀。即凡肿瘤性疾病，一般皆因气血瘀滞所致。

（3）诸病瘫痪，皆属于瘀。即凡瘫痪性疾病，一般皆因气血瘀滞所致。

（4）诸病瘙痒，皆属于瘀。即凡瘙痒性疾病，一般皆因气血瘀滞所致。

（5）诸病疼痛，皆属于瘀。即凡疼痛性疾病，一般皆因气血瘀滞所致。

（6）诸病疮疖，皆属于瘀。即凡疮疖性疾病，一般皆因气血瘀滞所致。

（7）诸病痿痹，皆属于瘀。即凡痿软痹阻性疾病，一般皆因气血瘀滞所致。

（二）用于指导疾病的诊断

壮医常根据气血的状态来判断健康状况。如症见少气懒言、神疲乏力、头晕目眩、形体消瘦、声低息微、自汗、活动时诸症加重、容易伤风感冒，诊断为"正气虚"；症见面色苍白或萎黄、头晕眼花、神疲乏力、心悸气短，诊断为"气血虚"；若人体气绝，出现"三不"——"巧坞"（头脑）不清醒、"咪心头"（心脏）不跳动、"气道"（鼻孔）不呼吸，则可确诊死亡。根据血量、色、质的变化，也可以推断健康状况。如取患者血一滴置于掌中，观其色泽，血色深红偏紫为内热，淡红为血虚；扪其黏稠度，黏稠明显为内有瘀阻，扪之稀薄如水为气血虚甚，提示预后不良。

（三）用于指导疾病的防治

1．确定治则和治法

气血均衡协调是维系人体健康的基本条件。针对"疾患并非无中生，乃系气血不均衡"的壮医病机，根据壮医针灸的临床经验，本书在壮医"调气、解毒、补虚"三大治疗原则的基础上，多有发挥，提出"平衡气血"的治疗疾病的总原则，将之归纳为调气、解毒、祛瘀、补虚八个字，简称"八字"治则。认为不管是气血瘀滞、气血偏衰，还是气血偏亢，治疗时务求平衡气血，通过"八字"治则调整人体气血阴阳恢复平衡协调，才能阴平阳秘，道路通畅，三气同步，恢复健康。

调气治则针对气血失衡总病机而设，认为只要一身之气调畅，则血行亦畅，三道两路通畅，天、地、人三气恢复同步运行，则疾病可愈，民间有"气调则道路自通"，"路通则气血自畅"之说。因此，不管什么疾病，壮医均重视调气。依据调气原则确立的治法，常用的有调天气法、调地气法、调人气法三种。如脾胃位居人部，小儿疳积治宜调人气，用独脚金钱汤（独脚疳、金

钱草）消积化滞。

解毒治则针对气血偏亢病机而设。壮医认为毒是一切致病因素的总称，有病必有因，不管何种疾病，均可应用解毒治则，依据不同的病因确定相应的解毒排毒方法，乃治本之法。如湿毒为患，治宜祛湿毒，用壮医药物竹罐疗法使毒邪通过道路排出体外。

祛瘀治则针对气血瘀滞病机而设。祛瘀有三要义：一是祛除和畅通气血之瘀滞，使气血运行通畅，正常充养机体；二是疏通道路，恢复道路功能，使气血运行畅达；三是祛瘀生新，祛除瘀滞之气血，使气血畅通均衡，从而使人体之气与大自然天地之气保持同步通应，则气血化生源泉不竭，机体脏腑组织充养有源。依据祛瘀原则确立的治法，常用畅龙通火法（畅通龙路、火路气血）。如瘀阻头痛，治宜畅龙通火，应用壮医莲花针拔罐逐瘀疗法祛瘀止痛。

补虚治则针对气血偏衰病机而设。其义有二：一是扶助正气，增强抗病能力；二是增强道路功能，促进解毒排毒。气血生成不足治宜调补三道；气血耗损或排泄过多应视具体情况确定相应的补虚方法。依据补虚原则确立的治法，有补谷道法、补气道法、补水道法、补龙济火法等多种。壮医补虚尤强调药物内服进补，擅长使用血肉有情之品，推崇食疗。应用时依据虚损部位的道路归属选择相应的调补方法。如脾胃虚弱，宜调补谷道，常投以健脾汤（党参、茯苓、白术、当归、蜜枣各 10g，陈皮 6g，猪瘦肉 1 斤，煮熟饮汤）。

2. 指导选方用药

依据"平衡气血"治疗原则，壮医把壮药分为调气药、解毒药、祛瘀药、补虚药，把壮药方剂分为调气方、解毒方、祛瘀方、补虚方。如黄皮属调气药，可行气止痛；鸭血属解毒药，可清热解百毒；丢了棒属祛瘀药，可活血散瘀止痛；蛤蚧属补虚药，可温阳益精血。黄皮公根冰糖汤属调气方，可疏风祛邪治伤风；重楼七叶不换汤属解毒方，可解毒止痛治胃炎；骨折消肿汤属祛瘀方，可祛瘀止痛治骨折后肿胀疼痛；归参水莲汤属补虚方，可调补气血治血气不足。

总之，在疾病发病方面，壮医十分强调"疾患并非无中生，乃系气血不均衡"。指出气血失衡是疾病最基本的病理改变，气血平衡调畅，则道路通畅，天、地、人三部之气就能同步运行，人体就能处于健康状态。因此，壮医气血均衡理论对指导临床诊疗具有重要价值。

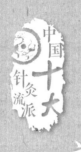

中国十大针灸流派

广西黄氏壮医

针灸流派临床经验

全图解

第三章 广西黄氏壮医针灸特定穴

广西黄氏壮医针灸特定穴是指壮医针灸学上专门使用的腧穴，既有固定的名称，又有明确的位置，但不属于中医针灸经穴系统。广西黄氏壮医针灸特定穴的名称、位置均有别于中医的穴位，其指导思想是壮医的三道两路理论。广西黄氏壮医针灸特定穴是壮医针灸最常用的穴位。如梅花穴、莲花穴、葵花穴等，应用范围非常广泛，临床上不但肿块、皮损性疾病常常应用，痛证及一些脏腑疾病亦可应用。

◈ 第一节　头面部特定穴

一、通两路穴

1. 发旋穴

【位置】在天部，头顶处。

【取法】头顶头发旋窝处是穴。如有两个或多个旋窝者，分别取之（图 3-1-1）。

【作用】醒巧坞（大脑），开脑窍，安神，止痛，引热下行。通龙路、火路。

【主治】中风、伤暑、头痛、眩晕等头面部疾病，以及霍乱、急惊风、小儿夜啼。

【操作】斜刺 0.3～0.8 寸；可灸，每天点灸 1～2 次，每

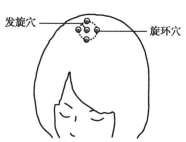

图 3-1-1 | 发旋穴、旋环穴

国家中医药管理局厘定中国十大针灸流派

次点灸 1～3 壮。

2. 旋环穴

【位置】在天部，头顶处。

【取法】以发旋（发旋穴）为中心旁开 1 寸做一圆环，环线上均是旋环穴。一般前后左右各取一穴，称之旋环四穴（图3-1-1）。

【作用】醒巧坞（大脑），开脑窍，安神，止痛。通龙路、火路。

【主治】中风、伤暑、头痛、眩晕等头面部疾病，以及霍乱、急惊风、小儿夜啼。主治与发旋穴相同，用之配合发旋穴以加强疗效。

【操作】向发旋穴方向斜刺 0.3～0.8 寸；可灸，每天点灸 1～2 次，每次点灸 1～3 壮。

3. 安眠三穴

【位置】在天部，眉毛内侧端。

【取法】沿眉毛内侧端边缘上、中、下各取一穴，共 3 穴（图3-1-2）。

【作用】安神，助眠，调理巧坞（大脑）。通龙路、火路。

【主治】失眠。

【操作】斜刺 0.3～0.5 寸；

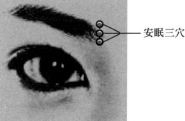

图 3-1-2　安眠三穴

可灸，每天点灸 1～2 次，每次点灸 1～3 壮；可莲花针叩刺，宜轻叩。

4. 眉弓三穴

【位置】在天部，眉上缘。

【取法】于眉头、眉腰、眉尾上端边缘各取一穴，共 3 穴，称眉弓三穴，简称眉弓穴（图 3-1-3）。

【作用】清热解毒，醒巧坞（大脑），明目，止痛。通龙路、火路。

【主治】红眼病等各种眼病和头面部疾病。

【操作】斜刺 0.3～0.5 寸；可灸，每天点灸 1～2 次，每次点灸 1～3 壮。

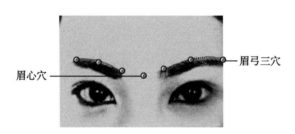

眉心穴　　　　　　　　　　眉弓三穴

▌图 3-1-3 ▏眉弓三穴 ▌

5. 眉心穴

【位置】在天部，额部。

【取法】内侧两眉头连线中点，相当于印堂穴（图 3-1-3）。

【作用】清热解毒，醒巧坞（大脑），明目，止痛。通龙路、火路。

【主治】感冒、中暑、中风、红眼病、急惊风、慢惊风及鼻腔和头面部各种疾病。

【操作】斜刺0.3～0.5寸；可灸，每天点灸1～2次，每次点灸1～3壮；可莲花针叩刺，宜轻叩。

6. 耳尖穴

【位置】在天部，耳朵上端耳尖处。

【取法】正坐。折耳向前，位于两耳耳尖处（图3-1-4）。

【作用】清热解毒，消肿止痛，通窍明目。通龙路、火路。

【主治】目赤肿痛、红眼病、耳痛、偏头痛等。

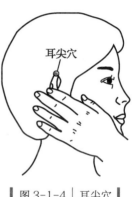

图3-1-4 耳尖穴

【操作】点刺放血；可灸，每天点灸1～2次，每次点灸1～3壮。

7. 耳环穴

【位置】在天部，耳周。

【取法】环绕耳根旁开0.5寸做一圆环，环线上均是耳环穴。一般于环线上等距离各取一穴，共10穴（图3-1-5）。

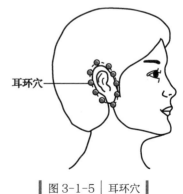

图3-1-5 耳环穴

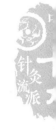

【作用】消肿，止痛。通龙路、火路。

【主治】痄腮及各种耳部疾病。

【操作】向耳根方向斜刺0.3～0.8寸；可灸，每天点灸1～2次，每次点灸1～3壮。

二、通三道穴

1. 鼻通穴

【位置】在天部，鼻梁处。

【取法】仰面，鼻梁高骨两侧取之（图3-1-6）。

【作用】清热，通利鼻窍。宣通气道。

【主治】过敏性鼻炎、感冒鼻塞等鼻腔及口腔疾病。

【操作】平刺0.2～0.5寸；可灸，每天点灸1～2次，每次点灸1～3壮。

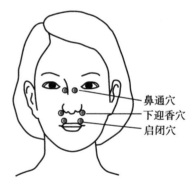

图3-1-6 | 鼻通穴、下迎香穴、启闭穴

2. 下迎香穴

【位置】在天部，面部鼻翼下方。

【取法】位于迎香穴与巨髎穴连线的中点处（图3-1-6）。

【作用】通利鼻窍。宣通气道。

【主治】过敏性鼻炎等鼻腔及口腔疾病。

【操作】直刺或斜刺0.3～0.5寸；可灸，每天点灸1～2次，每次点灸1～3壮。

3. 启闭穴

【位置】在天部，上唇上缘。

【取法】位于鼻孔外缘直下与上唇上缘的连线、鼻孔外缘与口角的连线及上唇上缘组成的三角形中心处（图3-1-6）。

【作用】通利口窍。通谷道、水道、气道、龙路、火路。

【主治】牙关紧闭等。用于急救。

【操作】直刺0.3～0.5寸；可灸，连续反复点灸，直至病人苏醒、牙关紧闭消除。

❖ 第二节　项、背、腰、脊部特定穴

一、通三道两路穴

背廊穴

包括龙脊穴、夹脊穴，统称背廊穴。背廊穴通调三道两路，主治病证广泛。

（1）龙脊穴

【位置】分属天部、人部、地部，在背部脊柱上。

【取法】从颈椎至骶椎，每个椎体棘突下凹陷中为一穴。颈龙脊7穴，胸龙脊12穴，腰龙脊5穴，骶龙脊5穴（图3-2-1）。

【作用】通调谷道、水道、气道、龙路、火路。

【主治】诸病通治。

【操作】直刺0.5～1寸；可灸，每天点灸1～2次，每次点灸1～3壮；可莲花针叩刺，宜轻叩。

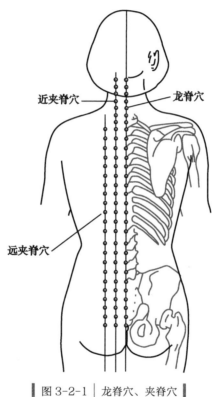

近夹脊穴

龙脊穴

远夹脊穴

图 3-2-1 | 龙脊穴、夹脊穴

（2）夹脊穴

【位置】分属天部、人部、地部，在背部脊柱两旁。分为近夹脊穴和远夹脊穴两类穴位群。

国家中医药管理局厘定中国十大针灸流派

【取法】背部脊柱旁开 1.5 寸（后正中线旁开 1.5 寸）为近夹脊穴，左右各一行，每个椎体棘突下凹陷旁开 1.5 寸为一穴，每侧颈近夹脊 7 穴，胸近夹脊 12 穴，腰近夹脊 5 穴，骶近夹脊 5 穴。从胸椎至骶椎，平肩胛骨内缘竖线（后正中线旁开 3 寸）上的穴位为远夹脊穴，左右各一行，每侧胸远夹脊 12 穴，腰远夹脊 5 穴，骶远夹脊 5 穴（图 3-2-1）。

【作用】通调谷道、水道、气道、龙路、火路。

【主治】诸病通治。

【操作】向脊柱方向斜刺 0.5～0.8 寸；可灸，每天点灸 1～2 次，每次点灸 1～3 壮；可莲花针叩刺。

二、通两路穴

1. 扁担穴

【位置】在天部，项部和肩部。

【取法】胸锁乳突肌后缘与斜方肌前缘交点处至肩峰连线上，一般取两端及中点共 3 个穴位，又称扁担三穴（图 3-2-2）。

【作用】通路散结，止痛。通龙路、火路。

【主治】肩凝症等肩部疾病。

【操作】直刺 0.5～0.8 寸；可灸，每天点灸 1～2 次，每次点灸 1～3 壮；可莲花针叩刺。

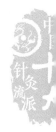

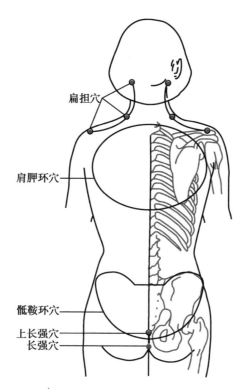

扁担穴

肩胛环穴

骶鞍环穴
上长强穴
长强穴

▌图 3-2-2 ▌ 扁担穴、肩胛环穴、骶鞍环穴、上长强穴 ▌

2. 肩胛环穴

【位置】在天部，背部。

【取法】沿两肩胛骨外缘包括两肩胛骨在内做椭圆环，环线上均是肩胛环穴（图 3-2-2）。

【作用】通路散结，止痛。通龙路、火路。

【主治】通治上肢及胸背部诸疾病，如上肢麻痹、肩胛疼痛、肺部诸疾等。

【操作】直刺或向肩胛骨方向斜刺 0.5 ~ 0.8 寸；可灸，每天点灸1～2次，每次点灸1～3壮；可莲花针叩刺。

　　3．骶鞍环穴

　　【位置】在地部，骶部。

　　【取法】在骶骨部沿骶骨外缘做横鞍状环，环线上均是骶鞍环穴（图3-2-2）。

　　【作用】通路散结，止痛。通龙路、火路。

　　【主治】下肢麻痹、腰腿痛及骶部诸疾。

　　【操作】直刺或向骶骨方向斜刺0.5～1.5寸；可灸，每天点灸1～2次，每次点灸1～3壮；可莲花针叩刺。

　　4．上长强穴

　　【位置】在地部，骶部。

　　【取法】于长强穴上方凹陷处取之（图3-2-2）。

　　【作用】涩肠止泻，解毒退热，止血。通谷道、龙路、火路。

　　【主治】泄泻、痔疮胀痛、大便出血、发热。

　　【操作】沿骶骨内缘向上斜刺0.5～1寸；可灸，每天点灸1～2次，每次点灸1～3壮；可莲花针叩刺。

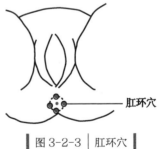

肛环穴

│图3-2-3│肛环穴│

　　5．肛环穴

　　【位置】在地部，肛门旁。

【取法】在肛门边缘旁开5分处做一圆环，环线上均是肛环穴。一般前后左右各取一穴，共4穴，习称肛周四穴（图3-2-3）。

【作用】收敛止血，清热解毒，消肿止痛。通龙路、火路。

【主治】痔疮、痔疮出血、各种肛门疾病。

【操作】斜刺0.3～0.5寸；可灸，每天点灸1～2次，每次点灸1～3壮。

❖ 第三节　颈、胸、腹部特定穴

一、通三道两路穴

1．喉侧穴

【位置】在天部，喉结两侧。

【取法】位于甲状软骨两侧，左右各一穴（图3-3-1）。

【作用】消肿散结，止咳平喘，通路止痛。通谷道、水道、气道、龙路、火路。

【主治】咽喉肿痛、哮喘、百日咳、甲状腺疾病。

【操作】直刺0.3～0.5寸；可灸，每天点灸1～2次，每次点灸1～3壮。

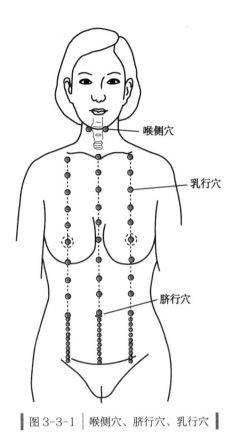

图 3-3-1 │ 喉侧穴、脐行穴、乳行穴

2. 脐行穴

【位置】分属天部、人部、地部，在胸腹部。

【取法】位于胸腹正中线上，胸骨柄上缘（天突穴）至耻骨联合上缘（曲骨穴），共 20 穴。分上脐行穴和下脐行穴两类穴位群。胸段从胸骨柄上缘至肚脐，即从天突穴至神阙穴，等距离分为 10 穴，称上脐行穴，也称胸脐行穴；腹段从肚脐至耻骨联合上缘，即从神阙穴至曲骨穴，等距离分为 10 穴，称下脐行穴，也称腹脐行穴（图 3-3-1）。

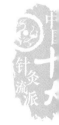

【作用】通路止痛，调理气血，宽胸理腹，健运谷道。通调谷道、水道、气道、龙路、火路。

【主治】上脐行穴主治呕吐、胸痛等；下脐行穴主治腹痛、泄泻、霍乱、疝气、痛经、不孕症、不育症、性功能减退等。

【操作】上脐行穴平刺0.3～0.5寸；可灸，每天点灸1～2次，每次点灸1～3壮；可莲花针叩刺。下脐行穴直刺0.5～1.5寸；可灸，每天点灸1～2次，每次点灸1～3壮；可莲花针叩刺。脐中不针，不叩刺；可灸，每天点灸1～2次，每次点灸1～3壮。

3. 乳行穴

【位置】分属天部、人部、地部，在胸腹部。

【取法】脐行穴线旁开4寸，过乳头，左右各一线。分上乳行穴和下乳行穴两类穴位群。上平胸骨柄上缘（天突穴），下平耻骨联合上缘（曲骨穴），左右两侧各20穴。胸段从胸骨柄上缘水平至肚脐水平，等距离分为10穴，称上乳行穴，也称胸乳行穴；腹段从肚脐水平至耻骨联合上缘水平，等距离分为10穴，称下乳行穴，也称腹乳行穴（图3-3-1）。

【作用】宽胸散结，降逆止呕，行气止痛，理腹消胀。通调谷道、水道、气道、龙路、火路。

【主治】上乳行穴主治呕吐、乳房疼痛、胸胁疼痛；下乳行穴主治腹痛、腹胀、月经不调等。

【操作】上乳行穴斜刺或平刺0.3～0.8寸；可灸，每天点灸1～2次，每次点灸1～3壮；可莲花针叩刺。下乳行穴直刺或斜刺0.5～1.5寸；可灸，每天点灸1～2次，每次点灸1～3壮；可莲花针叩刺。

4．胁行穴

【位置】分属天部、人部，在胸腹外侧。

【取法】位于胸腹两侧，上起腋窝顶端，下平脐，与腹正中线平行，此纵行线上的穴位称胁行穴。一般将此线平分9等份，每两等份之间取一穴，两端各取一穴，共10穴（图3-3-2）。

【作用】行气止痛。通谷道、气道、龙路、火路。

【主治】胁肋疼痛。

【操作】腋窝端直刺0.5～1寸；胁肋部斜刺或平刺0.3～0.8寸，可莲花针叩刺；侧腹部直刺0.5～1寸，可莲花针叩刺。均可灸，每天点灸1～2次，每次点灸1～3壮。

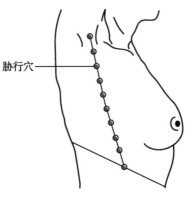

胁行穴

| 图3-3-2 | 胁行穴 |

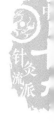

5. 脐环穴

包括脐内环穴、脐外环穴两大类穴位群，统称脐环穴。脐环穴通调三道两路，调气作用尤佳，主治病证广泛，各科常见疾病均可用之。

（1）脐内环穴

【位置】在人部与地部相交处，在脐壁上。

【取法】以脐窝的外侧缘旁开0.5寸做一圆环，称脐内环，环线上均是穴位，统称脐内环穴，临床习惯取8个穴位，若将脐内环视作一钟表，以脐中央（神阙穴）为钟表表盘的中心，分别在12点、3点、6点、9点及前述四个点在脐内环线上的中点（1.5点、4.5点、7.5点、10.5点）上取穴，共8穴，习称脐内环八穴（图3-3-3）。

【作用】上穴（12点）属心，下穴（6点）属肾，右穴（9点）属肝、胆，左穴（3点）属脾、胃，左上穴（1.5点）属肺，右上穴（10.5点）属肺，左下穴（4.5点）属大肠、小肠，右下穴（7.5点）属大肠、小肠。脐内环穴通调谷道、水道、气道、龙路、火路。

【主治】诸病通治。失眠、腹痛、泄泻、痛经、子宫肌瘤、卵巢囊肿、乳腺增生、不孕症、不育症、性功能减退等。

【操作】取仰卧位，针刺前须严格消毒脐部，对脐窝较深及污垢较多者，宜先清理污垢，再行消毒。针刺脐内环穴时宜采用1寸针灸针，以脐中央为中心，向外呈10°角放射状平刺，进针深度约 0.8 寸，注意进针不宜过深，以免刺伤腹内脏器，出现针刺意外。进针后留针 30 分钟，禁提插捻转等行针手法。脐内环穴均可施灸，每穴每天可点灸 1 ～ 2 次，每次点灸 1 ～ 3 壮。

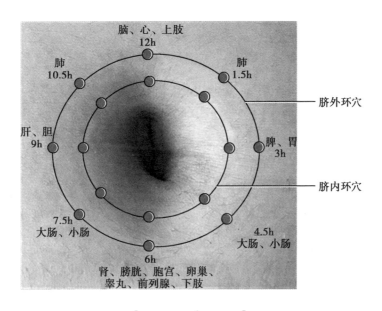

图 3-3-3 | 脐环穴

（2）脐外环穴

【位置】在人部与地部相交处，脐外周部。

【取法】以脐窝的外侧缘旁开 1.5 寸做一圆环，环线上均是穴位，统称脐外环穴，一般取上下左右即 12 点、3 点、6 点、9 点共 4 个穴位，壮医习称脐周四穴（图 3-3-3）。

【作用】上穴（12 点）属心，下穴（6 点）属肾，右穴（9 点）属肝、胆，左穴（3 点）属脾、胃。温三道两路，散寒止痛。脐

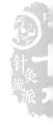

外环穴通调谷道、水道、气道、龙路、火路。

【主治】腹痛、泄泻、痛经、不孕症、性功能减退等。

【操作】直刺0.5～1寸；可灸，每天点灸1～2次，每次点灸1～3壮；可莲花针叩刺。

6．下关元穴

【位置】在地部，下腹部。

【取法】于脐下3.5寸，即关元穴下0.5寸处取之（图3-3-4）。

【作用】温肾益精，补气回阳，调理冲任，强壮补益。通谷道、水道、气道、龙路、火路。

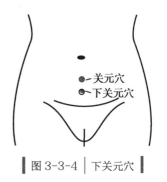

● 关元穴
○ 下关元穴

图3-3-4 下关元穴

【主治】阳痿、早泄、遗精、遗尿、泄泻、崩漏、月经不调、不孕、阴挺、虚劳冷惫、羸瘦无力、咳嗽、气喘、眩晕、痛经等。

【操作】直刺0.5～1.5寸；可灸，每天点灸1～2次，每次点灸1～3壮；可莲花针叩刺。

二、通三道穴

1．止吐穴

【位置】在天部，胸部。

【取法】于鸠尾穴和膻中穴连线的中点处取之（图3-3-5）。

【作用】宽胸利气，降逆止吐。通谷道、气道。

【主治】呕吐、胸痛、胸闷等。

【操作】平刺0.3～0.5寸；可灸，每天点灸1次或数次，每次点灸1～3壮；可莲花针叩刺。

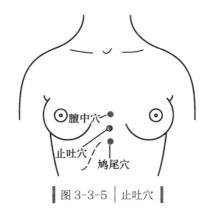

图3-3-5　止吐穴

2．膀胱三穴

【位置】在地部，下腹部。

【取法】于因尿潴留等而隆起的膀胱上缘取之，左、中、右各一穴，共3穴，习称膀胱三穴（图3-3-6）。

【作用】通利小便。通调水道。

【主治】癃闭。

【操作】直刺0.3～0.8寸；可灸，每天点灸1～2次，每次点灸1～3壮；可莲花针叩刺。

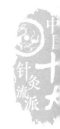

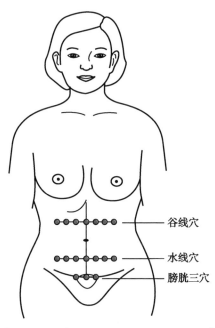

谷线穴

水线穴

膀胱三穴

图 3-3-6 膀胱三穴、谷线穴、水线穴

3. 谷线穴

【位置】在人部,上腹部。

【取法】在剑突尖端与脐窝中点(神阙穴)连线的中点处,做一条与腹部正中线垂直的连线,两端距前正中线 4 寸,此水平线上均是穴位,称谷线穴。一般将此线平分为 6 等份,每等分点处取一穴,两端各取一穴,共 7 穴(图 3-3-6)。

【作用】和胃止痛,健脾止泄。通调谷道。

【主治】胃脘痛、泄泻、呕吐。

【操作】直刺 0.5 ~ 2 寸;可灸,每天点灸 1 ~ 2 次,每次点灸 1 ~ 3 壮;可莲花针叩刺。

4. 水线穴

【位置】在地部，下腹部。

【取法】在脐窝中点（神阙穴）与耻骨联合上缘（曲骨穴）连线的中点处，做一条与腹部正中线垂直的连线，与谷线穴平行，两端距前正中线4寸，此水平线上均是穴位，称为水线穴。一般将此线平分为6等份，每等分点处取一穴，两端各取一穴，共7穴（图3-3-6）。

【作用】通利小便，利水渗湿。通调水道。

【主治】闭尿、小儿遗尿、尿失禁等。

【操作】直刺0.5～1.5寸；可灸，每天点灸1～2次，每次点灸1～3壮；可莲花针叩刺。

❖ 第四节　上肢部特定穴

一、通三道两路穴

手十甲穴

【位置】在天部，手指背部。

【取法】位于手指指甲根下缘处。每手5穴，共10穴（图3-4-1）。

【作用】清热解毒，除暑，止痛。通调谷道、水道、气道、龙路、火路。

【主治】中暑、伤暑等。拇指甲穴并治虚劳、哮喘、牙痛、红眼病、喉痛、慢惊风等；食指甲穴并治咽痛、牙痛、红眼病、慢惊风等；中指甲穴并治小儿夜啼、遗尿等。

【操作】点刺放血；可灸，每天点灸 1～2 次，每次点灸 1～3 壮。

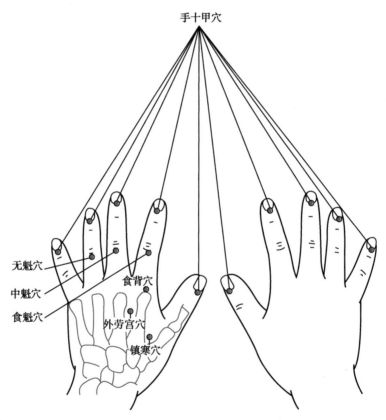

图 3-4-1 | 手十甲穴、食背穴、食魁穴、中魁穴、无魁穴、外劳宫穴、镇寒穴

二、通三道穴

食背穴

【位置】在天部，手掌背部。

【取法】于食指背侧掌指关节中点处取之（图3-4-1）。

【作用】健运脾胃。通调谷道。

【主治】胃脘胀痛、呕吐等肠胃道疾病。

【操作】点刺放血；可灸，每天点灸1～2次，每次点灸1～3壮。

三、通两路穴

1. 食魁穴

【位置】在天部，手指背部。

【取法】于食指背侧近端指间关节中点上近心端0.5寸处取穴（图3-4-1）。

【作用】通路止痛。通火路。

【主治】前额头痛。

【操作】点刺放血；可灸，每天点灸1～2次，每次点灸1～3壮；可莲花针叩刺。

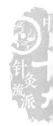

2. 中魁穴

【位置】在天部，手指背部。

【取法】于中指背侧近端指间关节中点上近心端 0.5 寸处取穴（图 3-4-1）。

【作用】通路止痛。通谷道、火路。

【主治】巅顶头痛、呕吐、食欲不振、胃脘疼痛。

【操作】点刺放血；可灸，每天点灸 1～2 次，每次点灸 1～3 壮；可莲花针叩刺。

3. 无魁穴

【位置】在天部，手指背部。

【取法】于无名指背侧近端指间关节中点上近心端 0.5 寸处取穴（图 3-4-1）。

【作用】通路止痛。通火路。

【主治】后头痛。

【操作】点刺放血；可灸，每天点灸 1～2 次，每次点灸 1～3 壮；可莲花针叩刺。

4. 外劳宫穴

【位置】在天部，手掌背部。

【取法】于手背部与劳宫穴相对处取穴（图 3-4-1）。

【作用】舒筋活路。通龙路、火路。

【主治】落枕。

【操作】直刺 0.3～0.5 寸；可灸，每天点灸 1～2 次，每次点灸 1～3 壮；可莲花针叩刺。

5．镇寒穴

【位置】在天部，手掌背部。

【取法】于合谷穴后方凹陷处取穴，即第 1 掌骨与第 2 掌骨之间前方凹陷中（图 3-4-1）。

【作用】温阳祛寒，扶助阳气。通龙路、火路。

【主治】畏寒怕冷。

【操作】直刺 0.3～1 寸；可灸，每天点灸 1～2 次，每次点灸 1～3 壮。

6．燕口穴

【位置】在天部，两手拇指端。

【取法】两手拇指指腹相对时指尖是穴（图 3-4-2）。

【作用】宁心安神，镇惊。通龙路、火路，主"咪心头"（心脏）病变。

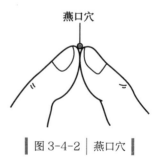

图 3-4-2 │ 燕口穴

【主治】癫痫、精神分裂症。

【操作】点刺放血；可灸，每天点灸 1～2 次，每次点灸 1～3 壮；不针。

7．手六关穴

包括双上肢肩关穴、肘关穴、腕关穴，一侧3关，共6关，统称手六关穴。

（1）肩关穴

【位置】在天部，肩部。

【取法】围绕肩关节一圈为环，环线上均是肩关穴。一般将环线等分，取背侧3穴和胸侧3穴，共6穴（图3-4-3）。

【作用】祛风胜湿，通路止痛。通龙路、火路。

【主治】肩部疼痛。

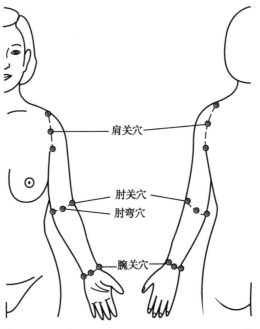

图3-4-3 | 肩关穴、肘关穴、腕关穴、肘弯穴 |

【操作】向肩关节方向斜刺 0.5 ～ 1.5 寸；可灸，每天点灸 1 ～ 2 次，每次点灸 1 ～ 3 壮；可莲花针叩刺。

（2）肘关穴

【位置】在天部，肘部。

【取法】围绕肘关节一圈为环，环线上均是肘关穴。一般将环线等分，取背侧 3 穴和掌侧 3 穴，共 6 穴（图 3-4-3）。

【作用】祛风胜湿，通路止痛。通龙路、火路。

【主治】痛痹、肘关节疼痛。

【操作】向肘关节方向直刺 0.5 ～ 1.2 寸；可灸，每天点灸 1 ～ 2 次，每次点灸 1 ～ 3 壮；可莲花针叩刺。

（3）腕关穴

【位置】在天部，腕部。

【取法】围绕腕关节一圈为环，环线上均是腕关穴。一般将环线等分，取背侧 3 穴和掌侧 3 穴，共 6 穴（图 3-4-3）。

【作用】祛风胜湿，通路止痛。通龙路、火路。

【主治】疟腮、腕关节疼痛。

【操作】向腕关节方向直刺 0.3 ～ 0.5 寸；可灸，每天点灸 1 ～ 2 次，每次点灸 1 ～ 3 壮；可莲花针叩刺。

8. 肘弯穴

【位置】在天部，肘部。

【取法】两上肢肘弯（肘窝）正中点处（图 3-4-3）。

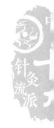

【作用】祛风定惊。通龙路、火路。

【主治】急惊风、霍乱等。

【操作】点刺放血；或直刺0.5～1.2寸；可灸，每天点灸
1～2次，每次点灸1～3壮；可莲花针叩刺。

❖ 第五节　下肢部特定穴

一、通三道穴

趾背穴

【位置】在地部，足背部。

【取法】于足背第一跖趾关节中点处取
穴（图3-5-1）。

【作用】健脾和胃。通调谷道。

【主治】肠胃道疾病。

【操作】点刺放血；不针；可灸，每天
点灸1～2次，每次点灸1～3壮。

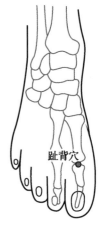

图3-5-1｜趾背穴

二、通两路穴

1. 足六关穴

包括双下肢髋关穴、膝关穴、踝关穴，一侧3关，共6
关，统称足六关穴。足六关穴均位于人体地部，主治龙路、

火路病变。

（1）髋关穴

【位置】在地部，髋部。

【取法】在髋关节外侧做扇形半环，环线上均是髋关穴。一般取外侧３穴（图3-5-2）。

【作用】祛风胜湿，通路止痛。通龙路、火路。

【主治】小儿瘫痪、腰痛、髋关节疼痛等。

【操作】向髋关节方向直刺１～２寸；可灸，每天点灸１～２次，每次点灸１～３壮；可莲花针叩刺。

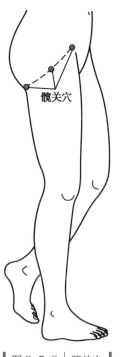

图3-5-2　髋关穴

（2）膝关穴

【位置】在地部，膝部。

【取法】围绕膝关节一圈为环，环线上均是膝关穴，一般将环线等分，前后两侧各取３穴，共６穴（图3-5-3）。

【作用】祛风胜湿，通路止痛。通龙路、火路。

【主治】膝关节肿痛等。

【操作】向膝关节直刺0.5～1.5寸；可灸，每天点灸１～２次，每次点灸１～３壮；可莲花针叩刺。

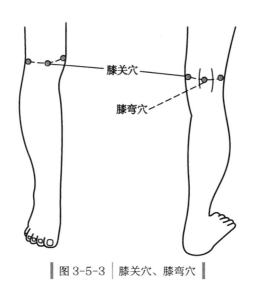

图 3-5-3 膝关穴、膝弯穴

（3）踝关穴

【位置】在地部，踝部。

【取法】围绕踝关节一圈为环，环线上均是踝关穴。一般将环线等分，取外侧 3 穴和内侧 3 穴，共 6 穴（图 3-5-4）。

【作用】祛风胜湿，通路止痛。通龙路、火路。

【主治】踝关节疼痛，内踝关穴并治小儿瘫痪。

【操作】避开内踝尖、外踝尖和跟腱，向踝关节方向直刺 0.3～0.8 寸；可灸，每天点灸 1～2 次，每次点灸 1～3 壮；可莲花针叩刺。

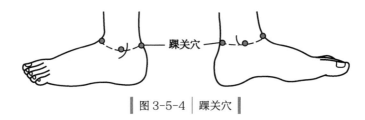

图 3-5-4 踝关穴

国家中医药管理局厘定中国十大针灸流派

2. 膝弯穴

【位置】在地部，膝部。

【取法】位于下肢后侧膝弯（即腘横纹）正中点处，相当于委中穴（图3-5-3）。

【作用】清热解毒，除暑。通龙路、火路。

【主治】中暑、疔疮等。

【操作】点刺放血；或直刺0.5～1.5寸；可灸，每天点灸1～2次，每次点灸1～3壮；可莲花针叩刺。

3. 足十甲穴

【位置】在地部，足趾背部。

【取法】位于足趾趾甲根下缘处。每足5穴，共10穴（图3-5-5）。

【作用】祛风清热，止痛。通调水道、气道、龙路、火路。

【主治】伤暑等。蹬趾甲穴并治疝气、慢惊风等；小趾甲穴并治闭尿、牙痛、中暑等。

【操作】点刺放血；可灸，每天点灸1～2次，每次点灸1～3壮。

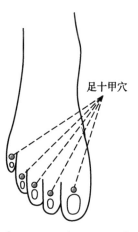

图3-5-5 足十甲穴

4. 里内庭穴

【位置】在地部，足底部。

【取法】仰卧。于足底部第2、3趾间与内庭穴相对处取穴（图3-5-6）。

【作用】活血祛瘀，宁心安神，泻下通便。通谷道、龙路、火路。

【主治】大便秘结、习惯性便秘、产后胞衣不下、闭经、癫痫、急性胃痛等。

【操作】直刺0.3～0.5寸；可灸，每天点灸1～2次，每次点灸1～3壮。

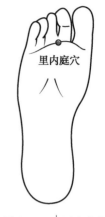

图 3-5-6 | 里内庭穴

✦ 第六节 其他特定穴

1. 梅花穴

【位置】在肿块或皮肤损害处。

【取法】按照体表局部皮肤损害或肿块的形状和大小，沿其周边及中点选取一组穴位，呈梅花形（图3-6-1）。

【作用】祛风止痒，消肿止痛，软坚散结。疏通龙路、火路。

【主治】皮肤损害性疾病、肿块性疾病和痛证。

【操作】莲花针法；可灸，每天点灸1次或数次，每次点灸1～3壮。

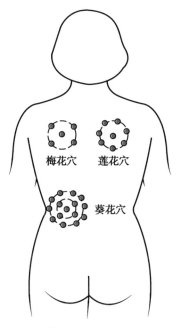

图 3-6-1 ｜ 梅花穴、莲花穴、葵花穴

2.莲花穴

【位置】在肿块或皮肤损害处。

【取法】按照体表局部皮肤损害或肿块的形状和大小，沿其周边及上面选取一组穴位，呈莲花形（图3-6-1）。

【作用】祛风止痒，消肿止痛，软坚散结。疏通龙路、火路。

【主治】比较顽固的皮肤损害性疾病和肿块性疾病，以及痛证。如顽癣、脂肪瘤、偏头痛等。

【操作】莲花针法；可灸，每天点灸 1 次或数次，每次点灸1～3壮。

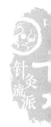

3. 葵花穴

【位置】在肿块或皮肤损害处。

【取法】按照体表局部皮肤损害或肿块的形状和大小，沿其周边及上面选取一组穴位，呈葵花形（图3-6-1）。

【作用】祛风止痒，消肿止痛，软坚散结。疏通龙路、火路。与莲花穴作用相同，但效力更强。

【主治】比较顽固的皮肤损害性疾病和肿块性疾病，以及痛证。如顽癣、脂肪瘤、带状疱疹后遗神经痛等。

【操作】莲花针法；可灸，每天点灸1次或数次，每次点灸1～3壮。

4. 长子穴

【位置】在皮肤损害处。

【取法】询问病人，以最早出现的皮疹为穴。如果无法分辨最早出现的皮疹，则以视诊所见最大的几个皮疹为穴（图3-6-2）。

【作用】祛风止痒，消肿止痛，软坚散结。疏通龙路、火路。

【主治】皮肤损害性疾病和肿块性疾病。

【操作】莲花针法；可灸，每天点灸1次或数次，每次点灸

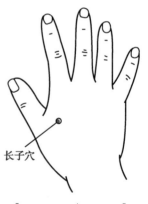

长子穴

图3-6-2 长子穴

1～3壮。

5．结顶穴

【位置】在肿大的淋巴结上。

【取法】取肿大之淋巴结顶部为穴，如肿块面积较大，可取梅花穴、莲花穴或葵花穴（图3-6-3）。

【作用】清热解毒，软坚散结。疏通龙路、火路。

【主治】各种炎症。

【操作】不针。可灸，每天点灸1～2次，每次点灸1～3壮。

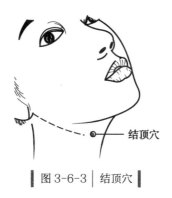

图3-6-3 | 结顶穴

6．痔顶穴

【位置】在外痔或肿大突出肛门口的内痔上。

【取法】取外痔顶部或脱出肛门口外的内痔顶部为穴（图3-6-4）。

【作用】通路消肿，活血止血。疏通龙路、火路。

【主治】痔疮、痔疮出血。

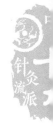

【操作】不针。可灸，每天点灸1～2次，每次点灸1～3壮。

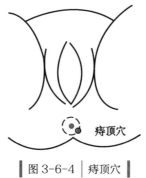

图3-6-4 痔顶穴

7. 四强穴

【位置】在地部，大腿前侧。

【取法】正坐垂足，在髌骨上缘中点直上4.5寸处取穴（图3-6-5）。

【作用】疏通道路，行气止痛。通龙路。

【主治】下肢痹痛等。

【操作】直刺1～1.5寸；可灸，每天点灸1～2次，每次点灸1～3壮；可莲花针叩刺。

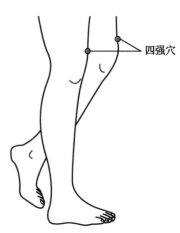

图3-6-5 四强穴

8. 独阴穴

【位置】在地部，足底。

【取法】仰卧，在足底第 2 趾远端趾间关节横纹的中点处取穴（图 3-6-6）。

【作用】调理气血，活路止痛。通谷道、龙路、火路。

【主治】胸胁痛、腹痛、便秘、呕吐、产后胞衣不下、疝气、闭经等。

【操作】直刺 0.2～0.3 寸；可灸，每天点灸 1～2 次，每次点灸 1～3 壮。

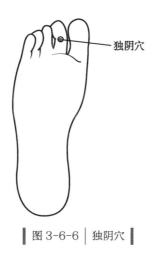

独阴穴

图 3-6-6　独阴穴

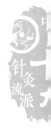

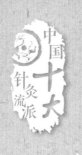

中国十大针灸流派

广西黄氏壮医

针灸流派临床经验

全图解

第四章 流派特色技术

❖ 第一节　广西黄氏壮医针刺术

　　壮医在长期的临床实践中逐渐认识到，龙路、火路是人体内部的两条极为重要的通道，龙路的中枢在"咪心头"（心脏），火路的中枢在"巧坞"（大脑），龙路、火路均有干线和网络，其内有气血运行，循环往来，如环无端。龙路主运行气血，营养全身；火路主传感信息，即时做出反应。龙路、火路的分支遍布全身，它们内属脏腑，外络支节，沟通三道，贯通上下左右，再加上谷道、水道、气道的沟通联系，将内部的脏腑骨肉同外部的各种组织官窍以及人体的天部、地部、人部联结成为一个有机的整体，使人体各部的气血保持相对的调畅平衡，保证功能得以正常发挥，则人体处于健康状态。

　　道路系统是壮医针刺应用的理论基础。龙路、火路在人体体表密布其网络分支，这些分支在体表一定部位交叉成结，壮医称之为网结，又称穴位，是人体气血交汇结聚之处，人体体表有很多这样的网结。谷道、水道、气道在体表虽然没有网络分支，但在人体体表一定部位常存在反应点，壮医把这些反应点也称为穴位，又称压痛点或敏感点。因此，三道两路在体表均有穴位分布，刺激这些穴位就可以作用于相应的道路及脏腑。壮医针刺疗法，就是通过外治的方法，在人体体表三道两路的某些穴位施以针刺治疗，通过龙路、火路的传导，畅通三道两路系统，一方面调节、激发或通畅人体之气血，损其偏胜，补其偏衰，使之正常运行，趋于均衡，与天地之气保持同步；另一方面增强正气，提高人体抗病能力，加速邪毒化解或通过三道来排出体外，使天、地、人三部之气复归同步，则疾病自愈。

一、取穴原则与常用穴位

（一）取穴原则

1. 黄氏倡导取穴

黄瑾明教授在壮医前辈龙玉乾针灸经验的基础上，经多年的临床实践，积累了丰富的临床用穴经验，对壮医针灸的用穴规律和取穴原则，一贯倡导龙氏提出的"寒手热背肿在梅，痿肌痛沿麻络央，唯有痒疾抓长子，各疾施灸不离乡"的经验口诀。此原则既是药线点灸疗法的主要取穴原则，也是壮医针刺疗法的主要取穴原则。

"寒手"是指以畏寒发冷症状为主要表现的病症，宜选取手部穴位为主穴进行治疗；"热背"是指以发热、体温升高症状为主要表现的病症，应选取背部穴位为主穴进行治疗；"肿在梅"是指以肿块或皮肤损害为主要表现的病症，应沿肿块或皮损边缘及中央选取一组穴位，常由五穴组成，呈梅花形分布；"痿肌"指凡以肌肉萎缩为主要表现的病症，宜在该萎缩肌肉上选取主要穴位组成处方；"痛沿"是指以疼痛为主要表现的病症，宜沿其疼痛部位的边沿选取主要穴位组成处方；"麻络央"指以麻木不仁等为主要表现的病症，选取该部位一段经络或道路的中央点为主

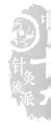

要穴位;"唯有痒疾抓长子"指凡因皮疹类疾病引起皮肤瘙痒者,选取首先出现的疹子或最大的疹子为主要穴位进行治疗。

上述原则指明了壮医针灸取穴的大方向,是壮医针灸临床必须遵循的基本原则。这些用穴规律原则的形成,是民间壮医千百年来在反复实践壮医针灸疗法过程中的经验总结。

2．循道路取穴

壮医针灸是运用针刺或药线点灸龙路、火路在人体体表的某些气血聚集部位或反应点(穴位),通过龙路、火路的传导,调整气血平衡及天、地、人三气同步运行,以达到防治疾病的目的。为此,在临床应用时,除了遵循黄氏倡导取穴原则外,还要结合循道路取穴,才能取得满意的效果。如湿疹患者,除了根据"寒手热背肿在梅,痿肌痛沿麻络央,唯有痒疾抓长子,各疾施灸不离乡"的原则取梅花穴、长子穴等穴位外,还要结合循道路取穴,因湿疹属龙路、火路疾病,故可取通龙路、火路的内关穴和血海穴,以增强疗效。

3．近部取穴

近部取穴是指选取患病部位或病灶近端部位的穴位。对所有疾病尤其是症状较为局限的体表部位的疾病,壮医针灸常常按近部取穴的原则取穴。如一些外科及皮肤科疾病,根据患者局部出现的肿块或皮损的形状,选取患部梅花穴、长子穴等穴位。又如腰肌疼痛,则取疼痛之腰肌上缘两穴,下缘两穴。肚腹疼痛取脐环穴,头痛取旋环穴,耳痛取耳环穴,均属近部取穴。

4．远部取穴

远部取穴是指选取远离病灶部位的穴位。人体四肢远端（肘、膝以下）的穴位以及脐环穴（脐内环穴、脐外环穴）的功能主治往往十分广泛，既可治疗局部疾病，还常常可以治疗其他部位的疾病，尤其是脐环穴（脐内环穴、脐外环穴），全身疾病皆可应用。远部取穴临床上运用非常广泛。例如，牙痛除取面部疼痛局部穴位外，还可取手十甲穴；头痛可取手指背部的食魁穴、中魁穴和无魁穴；皮肤病可取脐内环穴。

（二）配穴原则

配穴原则是指按一定的原则选取一组穴位组成处方，是取穴原则的具体运用，配穴得当与否，直接影响疗效。壮医针刺常用的配穴原则有以下几种。

1．三道两路配穴

三道两路配穴是指通谷道、水道、气道、龙路、火路的穴位互相配合取穴的方法。谷道、水道、气道、龙路、火路任一道路发生病变时，除取通调本道路的穴位外，还可取通其他道路的穴位。例如谷道不通畅出现胃痛等谷道疾病时，除取通谷道的上脐行穴外，还可取通水道的肾俞穴，以及通龙路、火路的内关穴。

因龙路和火路的网络分支遍布全身，沟通联系着谷道、水道、气道，故任一道路的病变都可通过龙路或火路传变或影响其他道路，因此不管哪一条道路的病变，都可以配伍通龙路或通火

路的穴位。例如气道病变之感冒，除取通气道的曲池穴外，还可取通龙路、火路的大椎穴。

2．远端近端配穴

远端近端配穴是指病灶近端的穴位与远离病灶的穴位配伍。如治疗肩凝症，一般选近灶的扁担二穴，配以远端的曲池穴、外关穴；治疗落枕近端取肩井穴，远端取外劳宫穴。

3．健侧患侧配穴

健侧患侧配穴是指对有些可以分为健侧和患侧的疾病，健侧、患侧均需取一定的穴位配合治疗。如左侧偏身麻木，取左侧合谷穴、丰隆穴、阳陵泉穴、飞扬穴，配右侧的复溜穴等组成处方进行配合治疗。

（三）常用穴位

黄氏壮医针刺常用脐内环开穴，配以三道两路穴位，以及特殊功效穴位，详见第三章。这里列举两组最常用的针刺穴位：脐内环穴及安眠三穴。

1．脐内环穴

【位置】在腹部脐窝（神阙穴）周围。

【取法】以脐窝的外侧缘旁开0.5寸做一圆环，将脐内环视作一钟表，以脐中央（神阙穴）为钟表表盘的中心，分别在12点、3点、6点、9点及前述四个点在脐内环线上的中点（1.5点、4.5点、7.5点、10.5点）上取穴，共8穴，习称脐内环八穴。

【功效】主调气血，通调谷道、水道、气道、龙路、火路。

【主治】失眠、不孕不育、慢性疲劳综合征等，并对亚健康人群的偏颇体质有调理作用。

2. 安眠三穴

【位置】眉毛内侧端边缘。

【取法】眉毛内侧端边缘上中下各取一穴。

【功效】安神助眠，通龙路、火路。

【主治】失眠。

二、操作方法

（一）材料准备

1. 针具的选择

壮医针刺针具有很多，如青铜针、陶针、银针、金针或合金针等，但现代用得最多的壮医针刺针有毫针和莲花针。毫针按针身的长短和粗细，可分为多种规格，其中壮医临床用得最多的有2种规格；莲花针按不锈钢针束的形状或钢针数量，可分为5种规格。故临床应用时，须根据不同疾病、不同的针刺部位和穴位，以及患者的体质、年龄、胖瘦等因素来选择适宜规格的针刺针具。

一般地，男性、体壮、形胖，属壮医阳证范畴的疾病，且病变部位较深者，可选择较粗、较长的针刺针；女性、体弱、形

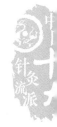

瘦，属壮医阴证范畴的疾病，且病变部位较浅表者，应选择较细、较短的针刺针。皮薄肉少之处宜选用较细、较短的针刺针，皮厚肉丰之处宜选择较粗、较长的针刺针。

选针常以针刺入穴位应至的深度，而针身还露在皮肤上少许为宜。

选针时须剔除针柄松动、针尖弯曲、带钩、生锈的针具。

2. 消毒材料的准备

壮医针刺术在进针前，须先消毒要针刺的穴位或部位。消毒材料常规采用 75% 酒精制成的消毒棉球，或碘伏消毒液制成的消毒棉球。

（二）术前准备

1. 术者准备

术者在术前须对患者的病情进行科学评估，做出诊断，选择针刺部位，制定合理的治疗方案，了解施术部位的特点。对初次针灸的患者，需要耐心解释。

2. 摆好体位

患者常取卧位，一般不取坐位，以防晕针；不宜取站位及强迫体位。

3. 暴露穴位

提前充分暴露针刺部位或穴位。

4．消毒

常规消毒针具及针刺的穴位或部位。目前多采用一次性无菌针灸针，不提倡重复使用针灸针。用完即置于利器盒中集中销毁处理。

针刺穴位或部位的消毒，常用 75% 酒精或碘伏消毒液消毒选定腧穴部位的皮肤。

（三）操作手法

壮医认为，气和血是维持人体生命的两种最基本物质。两者保持均衡，则人体处于健康状态。如果两者关系失去协调平衡，就会产生疾病。壮医针灸之所以能够治疗疾病，就在于通过补虚泻实，祛邪扶正，畅通道路，调整人体气血复归平衡。壮医所称的气，分为有形之气和无形之气两种。无形之气是指人的生命活力，或是人的总体功能；有形之气是指人虽然肉眼看不到，但可以感觉到的大自然之气。活人有鼻息，人的一呼一吸，一吐一纳，一进一出，全都是气。壮医诊断一个人是否存活，其中重要的一条依据就是鼻孔是否还有气进出。人死了，天地之气就再不能进入人体了，而人体内的废气也不能排出体外了，其生命也就终止了。西医学也认为，呼吸的主要功能是进行气体交换，排出细胞新陈代谢过程中产生的二氧化碳，补充其需要的氧气，使细胞新陈代谢和其他生命活动能正常进行。由此可见，气对于人体是不可或缺的物质。而气与呼吸吐纳息息相关，特别是呼吸吐纳能控制气血升降，促进气血正常运化，所以壮医对呼吸吐纳历来极为重视。壮医针灸补虚泻实的治疗作用，是借助呼吸运动来实

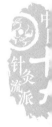

现的。虚指正气不足,实指邪气壅盛。虚则补之,实则泻之。补即补正气,泻即祛邪气。壮医针灸操作手法,主要有补法和泻法两种,通过补泻手法以补虚泻实、祛邪扶正,调整人体气血复归平衡。现将具体操作方法介绍如下。

1. 普通针法

（1）补法

1）进针:首先根据患者病情选好体位和穴位,并进行常规消毒。然后嘱患者做腹式深呼吸吐纳运动,医者用左手拇指指甲重切穴位,并趁患者吐气时将针尖迅速刺入穴位,可采用针管进针法（图4-1-1）,亦可徒手进针;静候片刻,待患者再吐气时将针再深刺1/3;再停片刻,待患者再吐气时将针刺至所需深度,进针完毕。

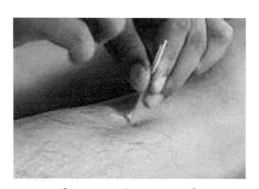

图4-1-1 针管进针法

2）留针候气:进针完毕后,略做提插或轻刮针柄1～2分钟,然后留针20～40分钟（图4-1-2）,待"气至"之后再进行运针吐纳补法。判定"气至"的指标有三项:①针体自行摆动；②针感沉紧下坠；③针口处周围皮肤高起或低落。三项当中只要出现任意一项，即可判定已经"气至"。如果留针20～40分钟后气仍未至者，可进行吐纳补泻手法各一次后再留针10分钟。在"气至"的前提下进行吐纳补泻手法，疗效比较好。若气未至就进行上述治疗手法，效果欠佳。

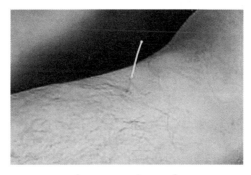

图4-1-2 │ 留针 │

3）运针吐纳施补：将针提起2～3分（1寸=10分，下同），迅速插下，再继续快速提插9次（奇数），一提一插为一次。然后嘱患者做缓慢而细长的腹式吐纳运动，连续3次（奇数），一吐一纳为一次。提插9次和吐纳3次的整个过程称为一个穴位的一次吐纳补法。每位患者需要在哪些穴位施行补法，每个穴位施补几次，视病情而定。一般为3～9次。

4）出针：嘱患者做腹式深呼吸吐纳运动，越慢越好。医者趁患者纳气时将针慢慢退出，在3次纳气过程中将针出完。出针后即用手指按其穴，并轻轻揉按几次，防止气往外泄。

（2）泻法

1）进针：首先根据患者病情选好体位和穴位，并常规消毒。然后嘱患者做腹式深呼吸吐纳运动，医者用左手拇指指甲重切穴位，并趁患者纳气时将针尖迅速刺入穴位；静候片刻，待患者再纳气时将针再深刺 1/3；再停片刻，待患者再纳气时将针刺入所需深度，进针完毕。

2）留针候气：进针完毕后，略做提插或轻刮针柄 1～2 分钟，然后留针 20～40 分钟以候气。"气至"指标同补法。待"气至"之后进行运针吐纳泻法。

3）运针吐纳施泻：将针提起 2～3 分，约 30 秒钟后插下，接着快速提插 6 次（偶数）。然后嘱患者做腹式呼吸吐纳运动，连续吐纳 4 次（偶数），此为施行泻法手法治疗 1 次（一个穴位）。如果需要再行施泻手法者，重复上述操作即可。每位患者需要在哪些穴位施行泻法，每个穴位需泻几次，均视病情而定。

4）出针：嘱患者做腹式深呼吸吐纳运动，医者趁患者在吐气时慢慢出针，在 3 次吐气过程中将针出完。

（3）平补平泻法

1）进针：首先根据患者病情选好体位和穴位，并常规消毒。然后嘱患者做腹式深呼吸吐纳运动，医者用左手拇指指甲重切穴位，并趁患者纳气时将针尖迅速刺入穴位；静候片刻，待患者再纳气时将针再深刺 1/3；再停片刻，待患者再纳气时将针刺入所需深度，进针完毕。

2）留针候气：进针完毕后，略做提插或轻刮针柄 1～2 分钟，然后直接留针 20～40 分钟。无需进行运针吐纳补泻手法。

3）出针：嘱患者做腹式深呼吸吐纳运动，医者趁患者吐气时慢慢出针，在 3 次吐气过程中将针出完。

2. 特殊针法

（1）普通穴位针法

1）选针：根据穴位所在部位肌肉情况，分别选用 0.25mm×25mm 规格（俗称 1 寸针）或 0.30mm×40mm 规格（俗称 1.5 寸针）的一次性无菌毫针（管针）。

2）进针：快速无痛进针，进针后不提插，不捻转，不强求酸、麻、胀针感。

3）留针：一般留针 30～60 分钟后出针。

4）出针：将针轻柔地慢慢拔出。如果针孔出血，立即用消毒棉签按压止血。

（2）特殊穴位针法

脐内环穴针法：

1）选针：使用 0.25mm×25mm 规格的一次性无菌毫针（1 寸管针）。

2）取穴：以脐窝的外侧缘旁开 0.2 寸做一圆环，环线上均是脐内环穴。将脐内环视作一钟表，以脐中央（神阙穴）为钟表的中心，根据脏腑归属，分别在 12 点、3 点、6 点、9 点及前述

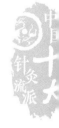

四个点在脐内环线上的中点（1.5 点、4.5 点、7.5 点、10.5 点）上取穴，共 8 穴。

3）进针：进针前，嘱患者先做腹式吐纳运动，调整好呼吸，平稳情绪，消除紧张感，然后采用管针无痛进针。以脐为中心，向外呈 10°角放射状平刺，进针深度约为 0.8 寸。

4）调气方法：进针完毕后嘱患者继续做腹式吐纳运动 3～5 分钟，直至感觉脐部出现温暖感。期间，如果患者身体的某个部位出现疼痛或其他不适感，提示该处三道两路受阻，需在痛点加刺一针。

5）留针：一般留针 30～60 分钟。

6）出针：将针轻柔地慢慢拔出。如果针孔出血，立即用消毒棉签按压止血。

三、典型验案

于某，女，56 岁，干部。初诊日期：2014 年 3 月 12 日。

主诉：睡眠欠佳 3 年。

病史：从 2011 年 3 月开始，不明原因出现难以入睡，每天晚上上半夜基本不能入睡，直到凌晨 2 点以后才能入睡。为此不得不长期服用阿普唑仑帮助睡眠。平时常感神疲乏力，伴右侧偏头痛，心悸不宁，心烦易怒。

检查：舌质淡白，舌体胖，苔薄白，脉滑。

诊断：嫩卟叻（失眠）。

治疗：拟单独用壮医针灸治疗。

取穴：脐内环穴（心、肝、肾、脾）、安眠三穴、发旋穴。

方法：针脐内环穴运用壮医针灸调气法。如果在此留针过程中，身体某个部位出现疼痛，提示三道两路受阻，随即在痛点加刺 1 针，疼痛即可缓解，利于调气继续进行。针其他穴位用无痛进针法，进针后不做提插捻转，不强求酸麻胀等针感，留针 30 分钟。尽可能做到自始至终毫无痛感，享受治疗，帮助患者在享受中治愈疾病。每天针灸 1 次，10 次为一个疗程。

3 月 13 日二诊：接受上述治疗后，患者从晚上 12 点即入睡，直到第二天天亮方醒。但因害怕睡眠不佳，仍服阿普唑仑片，故未能评价壮医针灸之疗效。按上方法继续针灸 2 次。

3 月 15 日三诊：从 3 月 14 日起停服阿普唑仑片，单纯采用壮医针灸治疗。

3 月 14 日和 15 日两晚均在 12 点左右入睡，直到第二天天亮方醒，睡眠质量好。继续按上述方法进行针灸治疗，每天 1 次。

3 月 19 日四诊：自从接受针灸治疗以来，睡眠质量一直很好，神疲乏力、偏头痛等症状已逐渐消除，自觉全身神清气爽。为了巩固疗效，每天仍坚持针灸治疗 1 次。

4 月 1 日五诊：经针灸治疗 2 个疗程（20 次），睡眠质量良好，疗效稳固。

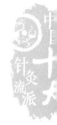

▶ 视频 2 | 壮医针刺疗法技术规范 |

❖ 第二节　壮医莲花针拔罐逐瘀疗法

壮医莲花针拔罐逐瘀疗法是叩拔结合的一种疗法，即莲花针叩刺与拔罐相结合使用，可祛瘀生新，增强疗效。属壮医针灸疗法中的一种，为以泻为主、活血化瘀之法，可有效祛除体内道路中瘀滞之气血，畅通三道两路。故壮医临床应用广泛，凡病机属气血瘀滞者，均可应用。但对正气明显虚弱的患者，则不宜应用。

一、取穴原则与常用穴位

常选取背廊穴及莲花穴。祛风止痒、活血通痹首选背廊穴，通络止痛、散结消肿首选莲花穴，常相互结合使用。

1. 背廊穴

（1）龙脊穴：从颈椎至骶椎，每个椎体棘突下凹陷中为一穴。颈龙脊 7 穴，胸龙脊 12 穴，腰龙脊 5 穴，骶龙脊 5 穴。

（2）项棱穴（颈近夹脊穴）：颈龙脊穴旁开 1.5 寸，在与颈椎平行的两条纵行线上，每侧 7 穴，共 14 穴。

（3）夹脊穴：龙脊穴旁开 1.5 寸、3 寸，左右各两行，近脊者为近夹脊穴，远脊者为远夹脊穴。

2．莲花穴

按照局部肿块或皮损的形状和大小，沿其周边和上面均匀选取一组穴位，呈莲花形分布取穴。常选 12 穴。

二、操作方法

（一）材料准备

莲花针拔罐逐瘀疗法操作前需提前准备好相应的器具，包括莲花针具、拔罐器具、复合碘皮肤消毒液（或碘酒、酒精）、棉签、止血纱布片、止血棉球、镊子、一次性手套、口罩、壮医通路酒等。因莲花针有多种规格，故临床又需根据不同的病种、病情及部位择而用之。较轻浅的疾病可选用独脚针、一字针、三角针或梅花针；一般的常见病、多发病多用梅花针；较顽固的疾病，如偏头痛、顽癣等，则可选用莲花针。

选取莲花针时须检查针尖是否平齐、无钩，有无缺损、生锈，针柄与针体连接处是否牢固。

（二）术前准备

1．术者准备

术前须对患者的病情进行科学评估，做出诊断，根据患者病

情选取莲花针叩刺、拔罐的部位，制定合理的治疗方案，了解施术部位的特点。对初次行壮医莲花针拔罐逐瘀疗法的患者，因须排出瘀血，并可有疼痛感觉，故需提前耐心解释，以取得患者的配合。

2. 摆好体位

根据患病具体情况选取体位，一般取卧位或坐位，避免强迫体位。

3. 暴露穴位

施术前须提前充分暴露穴位。

4. 消毒

将莲花针具、拔罐器具及叩刺部位皮肤进行消毒。治疗室最好安装紫外线消毒灯。具体消毒方法介绍如下：

（1）莲花针具、拔罐器具的消毒

① 莲花针消毒：用75%酒精浸泡消毒，或用2%戊二醛消毒液浸泡消毒。目前多采用一次性无菌莲花针，一人一针，不提倡重复使用莲花针。用完即置于利器盒中集中销毁处理。

② 拔罐器具消毒：用含氯消毒片溶液浸泡消毒；或用2%戊二醛消毒液浸泡消毒。

（2）叩刺穴位或部位的消毒：常用碘伏消毒液常规消毒施术部位皮肤（图4-2-1）。也可用碘酒和75%酒精消毒。

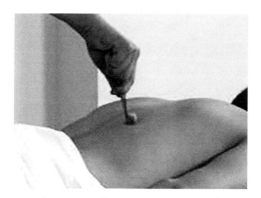

图 4-2-1 │ 叩刺穴位或部位消毒

（三）操作手法

1. 操作方法

（1）莲花针叩刺：用一次性无菌莲花针叩击相应穴位或部位（图 4-2-2），每穴叩刺 1 分钟左右，以刺破龙路、火路网络分支，使之形成比罐口略小的梅花形状。叩刺强度视患者及病情而定。具体方法是以右手拇、食二指握莲花针针柄尾部，食指放在针柄下，拇指压在针柄上，针尖对准叩刺部位，用腕力将针尖垂直叩打在皮肤上，并立即提起，反复进行。叩打时针尖应垂直，避免勾挑。循路（龙路、火路）叩打时，每隔 1cm 左右叩刺一下，一般可循路叩打 10 ～ 15 次。若叩打出血，应注意清洁消毒，防止感染。此外，若局部皮肤有创伤、溃烂者，则不宜叩刺。

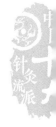

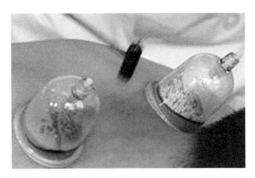

▌图4-2-2 ▏莲花针叩刺 ▌

（2）拔罐：莲花针叩刺完毕后，紧接着用罐具对准叩刺部位吸拔逐瘀（图4-2-3），以吸出瘀滞之气血。拔罐器具可选用壮医竹罐、壮医陶罐、玻璃罐、抽气罐等。壮医针灸最常用的是抽气罐，因其使用方便，吸拔效果较好。本书在各病种治疗的论述中，凡用到拔罐疗法的，其拔罐器具均为抽气罐。故在此仅对抽气罐进行简介。

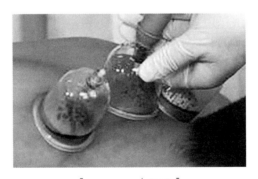

▌图4-2-3 ▏拔罐 ▌

① 圆口罐：因其外口为正圆形，故本书称其为圆口罐。适用于平整部位的吸拔。

② 歪口罐：因其外口为多形歪圆状，故本书称其为歪口罐。适用于关节部位及表面不平整部位的吸拔。

（3）留罐：留罐 10 ～ 15 分钟（图 4-2-4）。若病情较轻或在面部拔罐，可行闪罐，不必留罐。留罐时间据病情及叩刺部位而定。

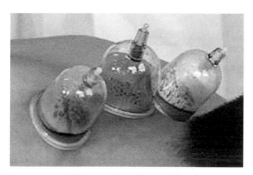

图 4-2-4 留罐

（4）起罐清洁：起罐时将抽气罐活塞拔起，将罐向一侧倾斜，让空气进入罐内，同时让瘀血流入罐内，慢慢将罐提起，清洗干净后放入消毒液中浸泡备用。用无菌纱布或棉球擦拭所拔部位，将渗出的瘀血清理干净，保持清洁，防止感染及瘀血下流污染皮肤和衣服。

2．叩刺手法

莲花针叩刺皮肤时，需注意掌握叩打刺激的手法。临床常按叩打的力度、局部皮肤出血情况及病人疼痛程度，把莲花针叩刺手法分为轻、中、重三种。

（1）轻手法：用较轻腕力进行叩刺，以局部皮肤潮红无出血、

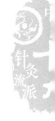

病人无疼痛为度。适用于老弱、妇儿、虚证患者及头面等肌肉浅薄处。

（2）重手法：用较重腕力叩刺，至局部皮肤轻微出血，患者感觉疼痛但仍可忍受为度。适用于体壮、实证患者及肌肉丰厚处。

（3）中手法：介于轻手法和重手法之间，以局部皮肤潮红，隐隐出血，患者稍觉疼痛为度。适用于一般疾病及多数患者。

3．叩刺部位

（1）循路叩刺：指在龙路、火路循行路线上叩刺。如项、背、腰、骶部的循路叩刺。

（2）循点叩刺：指根据三道两路在体表的穴位的主治病症进行叩刺。常用各种特定穴，如夹脊穴、反应点等。

（3）局部叩刺：指取局部病变部位进行散刺、围刺。用于跌打损伤所致的局部瘀肿疼痛等病症。

三、壮医莲花针拔罐逐瘀疗法的适应证、禁忌证及注意事项

（一）适应证

壮医认为"疾患并非无中生，乃系气血不均衡"。诸病瘀滞，皆属于气；诸病肿瘤，皆属于瘀；诸病瘫痪，皆属于瘀；诸病瘙痒，皆属于瘀；诸病疼痛，皆属于瘀；诸病疮疖，皆属于瘀；诸病痿痹，皆属于瘀。对因风寒湿毒痹阻三道两路所致的四肢或关

节痹痛、腰膝酸软、手足麻木等症，如风湿性关节炎、骨质增生、肩周炎、颈椎病、跌打损伤等有独特疗效；对毒瘀痹阻三道两路所致的各种皮肤病，如带状疱疹后遗神经痛、湿疹、荨麻疹、痤疮等，也有独特疗效。

（二）禁忌证

1. 孕妇、高热抽搐及凝血功能障碍者禁用。

2. 局部皮肤有破溃、瘢痕、高度水肿及浅表大血管处禁用。

3. 血液病患者慎用。

4. 过度疲劳、饥饿或精神高度紧张的患者慎用。

（三）注意事项

1. 叩刺力度以患者能承受为度，防止晕针。

2. 老弱、妇儿、虚证患者及肌肉浅薄处叩刺宜轻刺激。

3. 莲花针一次性使用。

4. 留罐时间不宜超过 15 分钟。

5. 全程注意无菌操作，尤其是出罐处理创口时。

四、典型验案

韦某某，女，46 岁。初诊日期：2010 年 12 月 6 日。

主诉：颈部疼痛伴右上肢麻木 3 年。

病史：外院 MRI 诊断为神经根型颈椎病，经治疗效不显著。

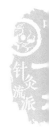

症见颈部疼痛，伴右上肢小指、无名指麻木。

诊断：活邀尹（颈椎病），瘀血阻滞证。

治疗：拟用壮医莲花针拔罐逐瘀疗法治疗。

取穴：扁担穴、肩胛环穴、背廊穴。

方法：壮医莲花针拔罐逐瘀疗法，每周治疗 2 次，10 次为一个疗程。

经治疗 1 次后，疼痛明显减轻，连续治疗 1 个月后，疼痛基本消失，右手稍有麻木，患者因工作原因未继续治疗。

按语：本案患者气血痹阻颈部，龙路、火路不通导致局部疼痛、右手麻木。选用壮医莲花针拔罐逐瘀疗法逐瘀通龙路、火路，瘀血祛，两路通，气血复，病向愈。

▶ 视频 3 ┃ 壮医莲花针拔罐逐瘀疗法技术操作规范 ┃

◈ 第三节　壮医药线点灸疗法

壮医药线的规格主要以药线线身的粗细程度来区分，以毫米（mm）为计量单位。

壮医药线的长度规格均为30cm。根据药线线身粗细的程度，常把壮医药线分为一号药线、二号药线、三号药线3种规格（图4-3-1）。第一种规格药线线身直径约1mm，称为一号药线；第二种规格药线线身直径约0.7mm，称为二号药线；第三种规格药线线身直径约0.25mm，称为三号药线。

每种规格的药线性能有所差异，临床需根据疾病种类、病情及点灸部位的不同择而用之。一号药线直径最粗，点灸时炭火星较大，可得到最大的刺激量，常用于灸治皮肤较厚处的穴位或部位，以及治疗癣症等顽疾。二号药线直径次之，适用于灸治各种病证，使用范围广，临床上常用于治疗各种常见病、多发病及一些疑难杂症。三号药线直径最小，点灸时炭火星较小，得到的刺激量最小，故适用于治疗皮肤较薄较嫩处的穴位或部位，以及小儿灸治用，如面部皮肤较薄较嫩处的灸治等。

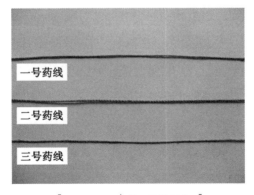

图4-3-1 壮医药线规格

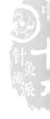

一、取穴原则与常用穴位

（一）取穴原则

黄瑾明教授在壮医前辈龙玉乾针灸经验的基础上，经多年的临床实践，积累了丰富的临床用穴经验，对壮医针灸的用穴规律和取穴原则，一贯倡导龙氏提出的"寒手热背肿在梅，痿肌痛沿麻络央，唯有痒疾抓长子，各疾施治不离乡"的经验口诀。此原则既是壮医针刺疗法的主要取穴原则，也是药线点灸疗法的主要取穴原则。

"寒手"是指以畏寒发冷症状为主要表现病症，宜选取手部穴位为主穴进行治疗；"热背"是指以发热、体温升高症状为主要表现的病症，应选取背部穴位为主穴进行治疗；"肿在梅"是指以肿块或皮肤损害为主要表现的病症，应沿肿块或皮损边缘及中央选取一组穴位，常由五穴组成，呈梅花形分布；"痿肌"指凡以肌肉萎缩为主要表现的病症，宜在该萎缩肌肉上选取主要穴位组成处方；"痛沿"是指以疼痛为主要表现的病症，宜沿其疼痛部位的边沿选取主要穴位组成处方；"麻络央"指以麻木不仁等为主要表现的病症，选取该部位一段经络或道路的中央点为主要穴位；"抓长子"指凡因皮疹类疾病引起皮肤瘙痒者，选取首先出现的疹子或最大的疹子为主要穴位进行治疗。

这些用穴规律原则的形成，是民间壮医千百年来在反复实践壮医针灸疗法的过程中的经验总结。

国家中医药管理局厘定中国十大针灸流派

（二）常用穴位

1．脐外环穴

【位置】在腹部神阙穴周围。

【取法】以脐窝的外侧缘旁开 1.5 寸做一圆环，环线上均是穴位，统称脐外环穴，一般取上下左右即 12 点、3 点、6 点、9 点共 4 个穴位，壮医习称脐周四穴。

【功效】双向调节胃肠功能。

【主治】腹痛、泄泻、便秘等。

2．镇寒穴

【位置】手背部。

【取法】于合谷穴后方凹陷处取穴，第 1、2 掌骨间凹陷处。

【功效】温阳祛寒。

【主治】畏寒怕冷；阳虚证。

3．梅花穴、莲花穴、葵花穴

【位置】在肿块或皮肤损害处。

【取法】按照局部肿块或皮损的形状和大小，沿其周边和中心选取一组穴位，呈梅花、莲花或葵花形分布。

【功效】祛风止痒，软坚散结。

【主治】痛证，皮肤肿块性、损害性疾病等。

二、操作方法

（一）材料准备

在进行药线点灸前，首先要做好以下两个方面的材料准备工作。

1. 备好火源

很多火源可供点灸使用，如煤油灯、酒精灯、蜡烛、打火机等，关键在于能将药线点燃，但不宜使用含有有毒物质或烟灰较多的火源，如蚊香火、柴火等。较为常用的火源是酒精灯、蜡烛和打火机。

2. 备好药线

壮医药线在出厂后，其包装分瓶装和塑料袋装两种，里面均配有一定量的药液浸泡，使药线保持原有药效和一定的湿度。壮医药线使用前后均应存放在药液中浸泡以备用，当天使用多少就取出多少，未用部分密封保存，不宜频繁打开瓶盖或袋口，以免药效散失。成批购回的药线宜存放在阴凉干燥处，不能放在高温或近火的地方，也不宜暴晒或强光照射。用完后应将药线整理好，放回瓶中或袋中密封保存。

因药线规格不同，临床需根据疾病种类、病情及部位的不同择而用之。灸治皮肤较厚处的穴位或部位，以及治疗癣症等顽疾时，常选用一号药线。灸治各种常见病、多发病及一些疑难杂症时，多选用二号药线。灸治皮肤较薄嫩处的穴位或部位，以及小儿灸治用，如面部皮肤较薄较嫩处的灸治等，宜用三号药线。

（二）术前准备

1．术者准备

术者在术前须对患者的病情进行科学评估，做出诊断，根据患者病情及施灸部位选取相应规格的药线，并制定合理的治疗方案，了解施术部位的特点。对首次接受壮医药线点灸疗法治疗的患者，必须耐心解释，提前告知药线点灸的特点和注意事项，让患者了解壮医药线点灸是一种既古老又新兴的壮医特色实用治疗方法，且点灸时需用火星进行治疗，必须耐心对待病人，讲清注意事项，以消除患者的顾虑，使之密切配合治疗。

2．摆好体位

药线点灸时患者一般选用坐位或卧位，儿童点灸时可取站位。力求医者方便操作，患者舒适，避免使用强迫体位。

3．暴露穴位

药线点灸前须提前充分暴露穴位，如点灸背廊穴，需暴露背部；点灸百会穴，需分开头发。

（三）操作手法

1．壮医药线点灸操作步骤

（1）整线：整线就是把壮医药线取出、拉直、搓紧。因药线经药液浸泡后常已松散，故取出后需把药线拉直搓紧，这是非常重要的一步，将直接影响治疗效果，必须做到位。具体方法是：用两手的拇指和食指分别固定药线的两端，再向相反方向把药线

拧紧、拉直（图 4-3-2）。

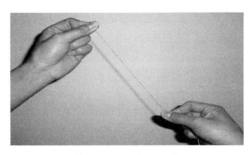

图 4-3-2 │ 整线 │

（2）持线：用右手食指和拇指夹持药线的线端部（药线的任一线端均可），并露出线头 1 ～ 2cm，过短或过长均不便于操作（图 4-3-3）。

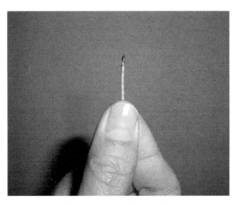

图 4-3-3 │ 持线 │

（3）点火：将露出的线端在灯火上点燃，如有火焰必须扑灭，只需线头留有圆珠状炭火星（珠火）即可，凡明火、条火、径火均不宜用（图 4-3-4）。

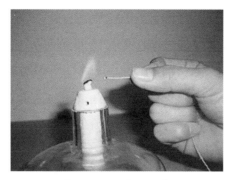

图 4-3-4 点火

（4）施灸：将带有圆珠状炭火星的线端对准穴位，顺应拇指的屈曲动作，拇指指腹稳重而敏捷地将圆珠状炭火星直接点按于穴位上，点按角度应在30°～60°（图4-3-5）。一按火灭即起为1壮，一般每穴点灸1～3壮，每天点灸1～3次。

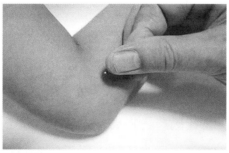

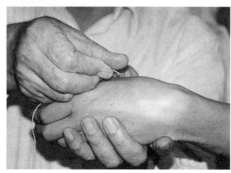

图 4-3-5 施灸

点灸时局部有蚁咬样灼热感，有时上述感觉可沿龙路、火路传导。点灸的技术关键是顺应拇指的屈曲动作，拇指指腹稳重而又迅速敏捷地将炭火星扣压向下触碰到穴位表面即行熄灭。点灸体穴时，不能像扎针一样拿着药线将线端炭火星刺向穴位，也不能将药线炭火端平压于穴位上，点按角度应控制在30°～60°。90°直刺不但容易烧伤皮肤，而且疼痛感非常明显；平压（180°）则不能令珠火集中刺激穴位，无法达到预期效果。点灸耳穴时，由于耳穴特殊的解剖特点，需应用特殊点灸方法，即将药线拉直，像扎针一样拿着药线将线端炭火星点灸在穴位上。

2. 壮医药线点灸补泻手法

壮医药线点灸临床应用时，根据病情需要，虚者宜补之，实者宜泻之。壮医药线点灸的补泻手法分补法和泻法两种。

（1）补法：将壮医药线炭火星点按于穴位上之后，迅速用手指揉按该穴位数秒，此时有一股热气向穴位深处传导，即为补法。用于气血偏衰之虚证。

（2）泻法：将壮医药线炭火星点按于穴位上之后，不施加任何按压或其他手法，即为泻法。用于气血偏亢、气血瘀滞之实证。

3. 壮医药线点灸手法宜"以轻应轻，以重对重"

点灸手法是决定壮医药线点灸疗效的重要因素。壮医药线点灸疗法的施灸手法分为三种：轻手法、中手法和重手法。临床应用原则是"以轻应轻，以重对重"，即轻病用轻手法，重病用重手法，一般疾病用中手法。手法的轻重程度以炭火星接触皮肤的时间长短来划分。施灸时，快速扣压，火星接触穴位时间短，珠火接触穴位即灭，刺激量小者为轻手法；缓慢扣压，珠火火星接触穴位时间较长，刺激量较大者为重手法；介于轻手法和重手法之间的称中手法。因而又有"以快应轻，以慢应重"的说法。

另外，在药线点灸前将药线搓得更紧，令其直径缩小，然后进行点灸，就会得到轻手法的效果；反之把两条或多条药线搓在一起，使之变粗，然后用其进行点灸，自然就会得到重手法的效果。

4. 壮医药线点灸火候的选用

壮医药线点燃后，按燃烧时间的长短，一般可出现明火、条火、珠火、径火等火候（图4-3-6），但只有珠火可以使用。临床必须严格掌握火候，抓住点灸时机及时施灸，确保疗效。

壮医药线点灸的四种火候：①珠火：药线点火端只有一颗饱满的炭火星，状如圆珠，不带火焰。线端珠火星最旺时为点灸良机，此时应立即施灸，以留在穴位上的药线炭灰呈灰白色为效果最好。只有珠火可以用于点灸，也必须使用珠火点灸。②明火：药线点火端带有火焰。药线点火后，若带有火焰，必须将其吹灭。若使用明火点灸，极易烧伤皮肤，出现水疱，故不宜使用。③条火：火焰熄灭后留下一条较长的药线炭火星。若出现条火，必须把条火去掉，再行点火。若使用条火施灸，将很难对准穴位，并且容易灼伤皮肤，故亦不宜使用。④径火：珠火停留过久，逐渐变小，只有半边或微弱的炭火星。此时，应重新点火，

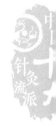

确保用珠火点灸。使用径火施灸，药效及热量均不足，效果欠佳，故不宜使用。

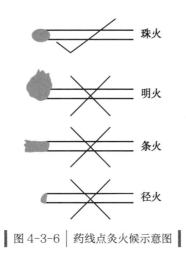

珠火

明火

条火

径火

图 4-3-6 │ 药线点灸火候示意图

三、壮医药线点灸疗法的适应证、禁忌证及注意事项

（一）适应证

内、外、妇、儿、皮肤、五官等各科常见病及各种疑难杂症，如感冒、咳嗽、胃痛、泄泻、中风后遗症、腰痛、遗精、失眠、三叉神经痛、脂肪瘤、乳癖、痤疮、带状疱疹、痛经、小儿厌食、小儿遗尿、急性出血性结膜炎等。

（二）禁忌证

壮医药线点灸是点燃药线后用圆珠状炭火星直接灼灸在人体体表一定穴位或部位的一种疗法，局部刺激量虽小，但有些穴位的反应却相当强烈，加上用炭火星治病，尤其要格外谨慎，必须注意以下禁忌，以免产生不良后果。

1．孕妇禁灸，特别是不能点灸下半身穴位及具有通龙路、火路作用的穴位。

2．眼球禁灸。眼球角膜和结膜太嫩薄，药线点灸可产生永久性损伤，故禁灸。

3．乳头一般不宜点灸。如需点灸，应用轻手法或特殊手法。

4．男性外生殖器龟头部和女性小阴唇部禁灸。这些部位皮肤嫩薄，药线点灸时可烫伤产生瘢痕，故禁灸。

（三）**注意事项**

1．小黑痣可行点灸治疗，大黑痣一般不行点灸，建议用药物或激光疗法等做一次性彻底治疗。

2．点灸面部穴位时一律用轻手法，以免影响美观。

3．点灸眼区及头面部靠近眼睛的穴位时，必须叮嘱患者闭目，以免火花飘入眼内烧伤眼球。

4．患者情绪紧张、不能配合治疗或过度饥饿时应慎施灸。应提前做好解释工作并及时处理。

5．各种皮肤病，如湿疹、荨麻疹、带状疱疹、白癜风等患者，在应用壮医药线点灸治疗期间，应忌食生葱、牛肉、马肉、母猪肉，以及海味、竹笋、韭菜、南瓜苗、公鸡、鲤鱼等。

四、典型验案

何某某，女，5 岁。初诊日期：2008 年 3 月 15 日。

主诉：胃纳欠佳 2 年。

病史：患儿家长代诉，近 2 年来，患儿饭量极少，每餐仅吃小半碗饭，每餐进餐时间延长至 1 小时。微量元素等相关检查未发现异常。

诊断：拟诊为乒卟哏（小儿厌食症）。

治疗：拟采用壮医药线点灸疗法治疗。

取穴：谷线穴、四缝穴、足三里穴等。

方法：每穴点灸 3 壮，均用补法。

经一次点灸后，患儿饭量大增，进餐速度加快。按上述穴位及方法继续点灸 3 天，每天点灸 1 次，以巩固疗效。随访 3 个月，患儿恢复正常。

▶ 视频 4 │ 壮医药线点灸疗法技术操作规范

第五章 广西黄氏壮医针灸优势病种

✧ 第一节　嫩卟叻（失眠）

【病名】

壮医病名：嫩卟叻（壮文：Ninzmboujndaek），又称夜不睡（壮文：Hwnzninzmbouj ndaek）。

中医病名：失眠、不寐。

西医病名：神经衰弱症、神经官能症。

【概述】

嫩卟叻（失眠），是指龙路功能失调导致的以经常不能获得正常睡眠为特征的一种病证。其病情轻重不一，轻者入睡困难，或睡眠不稳，睡中易醒，或时寐时醒，或醒后不能再入睡；重者彻夜难眠，常伴神疲乏力、头晕头痛、健忘或心神不宁等症。根据病变部位，本病属壮医龙路病范畴。失眠是临床上的常见病、多发病，常严重影响患者的生活质量、身心健康、工作和学习。若嫩卟叻（失眠）久治不愈，龙路长期瘀滞，可影响三道两路功能，变生他病。壮医认为嫩卟叻（失眠）的病因很多，凡三道功能失调，使气血化生乏源；两路功能失职，使"咪心头"（心脏）、"巧坞"（大脑）等脏腑失养，均可引起龙路阻滞不畅，龙路功能失调而发为本病。嫩卟叻（失眠）以阴证、气血偏衰为多见，故其调治应以补虚、调气为要，配以解毒、祛瘀。

【病因病机】

嫩卟叻（失眠）的病因甚多，可因思虑劳倦伤及谷道，影响人气与大自然地气的化生，使气血化生之源不足，导致"巧坞"（大脑）失养；或禀赋不足，病后、年迈，使三道两路功能不足，气血偏衰，使"巧坞"（大脑）失充；或因惊恐、"咪心头"（心脏）君火独炽、情志抑郁等，影响龙路气机及其调节脏腑的枢纽功能；或饮食不节，谷道阻滞不畅。这些均可影响龙路功能，使"巧坞"（大脑）失养或失调，气血失衡，天、地、人三气不能同步运行而发为本病。

【主要症状】

久久不能入睡，或睡而不稳反复醒来，时寐时醒，或早醒不能再睡；重者彻夜难眠。

常伴神疲乏力、头晕头痛、健忘、心神不宁等症。或急躁易怒、不思饮食、口渴喜饮、眼红口苦、小便黄、大便难解，或头重头痛、痰多胸闷、嗳气、反酸欲呕、心烦口苦，或心悸不安、头晕耳鸣、健忘、手足心热、口干津少，或多梦易醒、头晕眼花、肢倦神疲、饮食无味、面色少华，或多梦易惊、胆怯心悸、遇事易惊、气短倦怠、小便清长。

【治疗】

取穴：脐内环穴（心、肾）、安眠三穴、神门穴、复溜穴等。随症加减。

随症配穴：

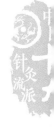

体质虚弱者：加下关元穴、足三里穴、三阴交穴。

心烦易怒者：加太冲穴、期门穴、内关穴。

头晕脑胀者：加眉心穴、风池穴、发旋穴。

顽固失眠者：加涌泉穴、背廊穴、近夹脊穴。

手法1：针脐内环穴（心、肾），向外斜刺，用平补平泻手法。针神门穴、复溜穴，用吐纳补法，每穴补4次。安眠三穴透刺，用平补平泻手法。其余穴位用壮医药线点灸，每穴点灸3壮，均用补法。每周针灸2次。

手法2：针脐内环穴（心、肾），采用壮医针灸调气法。方法：进针前先嘱患者做腹式吐纳运动，调整呼吸，稳定情绪，消除杂念。然后采用无痛进针法进针，进针后不提插、不捻转，不强求酸麻胀针感，针毕医者右手掌心对准患者肚脐（距离15～30cm），做顺时针缓慢旋转运动3～5分钟。在整个进针过程中，患者不要停止吐纳运动，进针完毕后仍坚持3～5分钟，留针30分钟，以脐部出现温暖感、并有冷气从手或脚排出为佳。如果在留针过程中，患者身体某个部位出现疼痛，提示局部三道两路受阻，随即在痛点加刺1针，疼痛即可缓解，利于调气继续进行。其他穴位进针后直接留针30分钟。每天针刺1次，10次为一个疗程。

【病案举例】

病案一

L．W．，女，32岁，英国人。2015年1月17日初诊。

主诉：反复失眠加重半年余。

病史：患者自幼睡眠不佳，主要表现为入睡困难，严重时每晚只能睡4～5小时。反复发作，时轻时重。最近半年来病情加重，每晚只能睡4～5小时。伴精神紧张，焦虑，心烦易怒，全身疲乏无力。长期月经不调，一般6～8周行经一次，经行第一天下腹疼痛，量多而有血块。就诊时月经已推迟半个月尚未来潮。

检查：舌质淡红，舌边有齿印，苔薄白，脉沉细。

诊断：嫩卟叻（失眠）。

治疗：拟用壮医针灸治疗。

取穴：安眠三穴、神门穴、复溜穴、血海穴、脐内环穴（心、肾）、上脐行穴、下脐行穴。

手法：针神门穴、复溜穴，用吐纳补法，每穴补4次。针血海穴，用吐纳泻法，泻3次。针脐内环穴（心、肾），向外斜刺，用平补平泻手法。安眠三穴透刺，用平补平泻法。其余穴位用壮医药线点灸，每穴点灸3壮，均用补法。每周针灸治疗1～2次。

1月24日二诊：经一诊治疗后，睡眠略有改善，焦虑、紧张、心烦易怒等症状均减轻。继续针灸治疗1次，取穴和手法同前。

1月28日三诊：经二诊治疗后，睡眠继续改善，每晚已能睡6～7小时，其余症状明显减轻。月经仍未来潮。继续针灸治疗1次，取穴和手法同前。

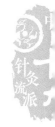

3月8日四诊：自三诊以来，每晚睡眠均维持在6～7小时，焦虑、紧张、心烦易怒等症状均已消除，疲乏无力症状亦已消除，神清气爽。月经仍未来潮。继续针灸治疗1次，取穴和手法同前。

4月18日五诊：从四诊治疗以来，每晚睡眠均能维持在8小时左右，精神状况良好。4月13日月经来潮，4月17日干净。经行无腹痛，血量仍较多，血块减少。继续针灸治疗1次，取穴和手法同上。随访半年，睡眠一直正常。

病案二

E. H.，男，40岁，英国人。2017年8月5日初诊。

主诉：夜寐不宁，反复发作，日渐加重20年。

病史：患者20年前在经受一次严重惊吓之后经常失眠，夜间极难入睡。一旦入睡则噩梦连连，梦见的均是童年时代最害怕的景象，如被水淹拼命挣扎、被追打血肉模糊等，每晚均从噩梦中惊醒。由于长期睡眠不佳，加上不断被噩梦折磨，情绪极端低落，萎靡不振。伴心悸气短，心烦易怒，夜间盗汗，面色苍白，神疲乏力等症状。

检查：舌质淡，苔薄白，脉沉细。

诊断：嫩卟叻（失眠）。

治疗：拟用壮医针灸治疗。

取穴：内关穴、神门穴、复溜穴、脐内环穴（心、肾）、上脐行穴、近夹脊穴、发旋穴。

手法：针神门穴、复溜穴，用吐纳补法，每穴补 4 次。针脐内环穴（心、肾），向外斜刺，用平补平泻手法。其余穴位用壮医药线点灸，每穴点灸 3 壮，均用补法。每周治疗 1～2 次。

经初诊治疗后，患者感觉良好，精神振奋，满怀信心，坚持每周前来治疗。每次治疗后，症状均明显改善，睡眠日见安宁。经过针灸治疗 15 次后，患者睡眠完全恢复正常，其余症状基本消失。停止治疗后，随访半年，患者一直睡眠良好，疗效巩固。

✧ 第二节　核尹（腰痛）

【病名】

壮医病名：核尹（壮文: Hwetin），又称腰脊痛（壮文: Hwetin）。

中医病名：腰痛。

西医病名：腰肌劳损、腰椎骨质增生、腰椎间盘脱出、肥大性脊柱炎、腰骶关节错位或紊乱、强直性脊柱炎。

【概述】

核尹（腰痛），是指由于外感、外伤或内伤，使腰部龙路和火路阻滞不畅而引起的，以腰部的一侧或两侧疼痛为主症的一种病证。根据病变部位，本病属壮医龙路病、火路病范畴。可见于腰部软组织损伤，自身免疫性疾病，脊柱病变，内脏病变（如肾积水、肾结石等）。核尹（腰痛）多因气血偏衰，腰脊虚弱，加

之外感毒邪或内伤，使龙路和火路阻滞不畅，功能失调，脏腑失养，气血瘀滞于腰府而发为本病。其病机以气血瘀滞为主，多兼见气血偏衰，因此，在治疗核尹（腰痛）时，壮医针灸常以祛瘀、调气为治则，辅以补虚、解毒。对于因跌仆或负重扭伤引起的腰痛，无骨折及错位等情况者，用壮医针灸疗法治疗，可获满意的止痛效果。

【病因病机】

核尹（腰痛）的发病，体虚、气血不足是基础，在三道两路及脏腑功能不足、腰脊虚弱的基础上，外感毒邪、外伤腰部或内伤三道两路、枢纽脏腑，使龙路和火路不通畅，阻滞于腰部，局部龙路、火路功能失调或失养，气血瘀滞于腰府而发为本病。病机多为气血瘀滞，常兼有气血偏衰。

【主要症状】

核尹（腰痛）以腰部疼痛为主要症状，或胀痛，或刺痛，或绞痛，或隐痛，疼痛或阵作，或持续，或得热（冷）痛减，或遇热（冷）加剧，甚者可见腰部转侧不利，仰俯不便。由于病因不同，腰痛的症状特征各异。急性腰扭伤之疼痛，以有明显用力过猛而发生剧烈疼痛为特征；腰椎间盘突出症以一侧下腰部疼痛并向下肢放射，站立、行走、咳嗽、排便时加重为主要特征；腰肌劳损以脊柱两旁肌肉酸痛，腰部僵硬无力，劳累则加重，休息后缓解为特征；腰椎退行性变或增生性变表现为腰部酸痛不灵活，晨起和久站后尤为明显，活动后症状可缓解或消失，但活动过度则加重，常伴下肢放射痛。此外，各种肾病及脊柱疾病也均可见腰痛，其症状特征与原发病有关。

可兼有畏寒发热、胸胁满闷、烦躁易怒、腰膝酸软、神疲乏力等症状。多因体位不当、劳累过度、天气变化、情志不畅等因素诱发或加重。

【治疗】

（一）壮医针灸疗法

取穴：腰龙脊穴、骶龙脊穴、膝弯穴、肾俞穴、后溪穴、阿是穴、脐内环穴（心、肾）、腰夹脊穴等。

随症配穴：

急慢性扭伤腰痛：加间谷穴、中渚穴、后溪穴、承山穴、人中穴。

腰肌劳损腰痛：加髋关穴、骶鞍环穴。

腰椎间盘突出腰痛：加环跳穴、承山穴、髋关穴、骶鞍环穴。

手法1：针肾俞穴，用吐纳补法，补4次。针膝弯穴，用吐纳泻法，泻3次。针脐内环穴（心、肾），向外斜刺，用平补平泻手法。其余穴位用壮医药线点灸，每穴点灸3壮，均用泻法。每天针灸1次，或每周针灸2次，连续治疗10次为一个疗程。

手法2：针脐内环穴（心、肾），采用壮医针灸调气法。方法：进针前先嘱患者做腹式吐纳运动，调整呼吸，稳定情绪，消除杂念。然后采用无痛进针法进针，进针后不提插、不捻转，不强求酸麻胀针感，针毕医者右手掌心对准患者肚脐（距离

15～30cm），做顺时针缓慢旋转运动 3～5 分钟。在整个进针过程中，患者不要停止吐纳运动，进针完毕后仍坚持 3～5 分钟，留针 30 分钟，以脐部出现温暖感、并有冷气从手或脚排出为佳。其他穴位进针后直接留针 30 分钟。每天针刺 1 次。10 次为一个疗程。

（二）壮医莲花针拔罐逐瘀疗法

取穴：骶骶环穴、肾俞穴、环跳穴、阿是穴等。

疗程：每天或隔天治疗 1 次，10 次为一个疗程。

【病案举例】

病案一

C．B．，女，43 岁，英国人。2015 年 11 月 1 日初诊。

主诉：反复腰痛半年。

病史：患者是冰上运动爱好者，6 个月前在一次剧烈的滑冰运动之后，开始出现腰痛。虽经过相关医院反复治疗，但未见好转。伴睡眠不佳，每晚仅能入睡 4～5 小时，醒后觉累，疲乏无力。

检查：第 4～5 腰椎右侧压痛。舌质淡，苔薄白，脉沉细。

诊断：核尹（腰痛）。

治疗：拟用壮医针灸治疗。

取穴：腰龙脊穴、骶龙脊穴、膝弯穴、阿是穴、肾俞穴、后溪穴、委中穴、脐内环穴（心、肾）、髋关穴。

手法：针肾俞穴，用吐纳补法，补4次。针委中穴、后溪穴，用吐纳泻法，每穴泻3次。针脐内环穴（心、肾），向外斜刺，用平补平泻手法。其余穴位用壮医药线点灸，每穴点灸3壮，均用补法。

11月4日二诊：经一诊治疗后，腰痛已经完全消除。今天上午连续滑冰2小时30分钟，不仅无腰痛，并且不觉得累，这是近年来连续滑冰时间最长的一次。继续针灸治疗1次，取穴及手法同前。

11月8日三诊：经二诊治疗后，腰痛无反复，疗效巩固。并且睡眠已恢复正常，体力明显增加。

继续治疗3次，用以巩固疗效，每3天治疗1次。经过上述治疗，腰痛未复发，睡眠正常，精力充沛。随访半年，疗效巩固。

病案二

陈某，女，46岁。2014年6月17日初诊。

主诉：腰扭伤疼痛1个月。

病史：患者1个月前因提重物扭伤腰部，先是出现闪电样疼痛，继之出现腰部板硬强直，不能弯腰。近1周来疼痛加剧，不能起床，不能端坐大小便，不能转侧及弯腰，由人扶持前来就诊。

诊断：核尹（腰痛）。

治疗：拟用壮医针灸治疗。

取穴：腰龙脊穴、骶龙脊穴、膝弯穴、肾俞穴、委中穴、环跳穴、后溪穴、骶鞍环穴、髋关穴。

手法：针肾俞穴、环跳穴，用吐纳补法，每穴补 4 次。针委中穴、后溪穴，用吐纳泻法，每穴泻 3 次。其余穴位用壮医药线点灸，每穴点灸 3 壮，均用泻法。隔天治疗 1 次，10 次为一个疗程。

同时配合壮医莲花针拔罐逐瘀疗法，取穴：肾俞穴、骶鞍环穴，隔天 1 次，连续 10 次。

经一诊治疗后，疼痛明显减轻，以后日见好转。隔天针灸治疗 1 次，连续治疗 10 次后，患者腰痛由减轻直至消除，诸症亦完全消除。随访半年，疗效巩固。

✧ 第三节　哪呷（面瘫）

【病名】

壮医病名：哪呷（壮文：Najgyad），又称吊线风（壮文：Najmbieng)。

中医病名：面瘫、口眼歪斜、口㖞、口僻。

西医病名：周围性面神经麻痹、周围性面瘫。

【概述】

哪呷（面瘫），是指由于风毒阻滞面部龙路、火路分支，临床以口眼向一侧歪斜为主要表现的病症。根据病变部位，本病属壮医龙路病、火路病范畴。一年四季均可发病，但春、秋两季发病率较高。可发生于任何年龄，但以 20 ～ 40 岁者居多，男性略多于女性。面部左右两侧的发病率大致相等。西医称为面神经麻痹，分周围性和中枢性两型。周围性面瘫是由于茎乳突孔内组织发生炎性水肿压迫面神经所致，而中枢性面瘫是由于脑部炎症、肿瘤、脑血管疾病所致，本节所讨论的面瘫属周围性面瘫范畴。

哪呷（面瘫）的发病，多因正气虚损、气血偏衰，风毒乘虚外侵，从气道进入人体，并迅速传变至龙路、火路，阻滞天部（上部）的龙路、火路，使道路不畅，功能失调，甚则气血瘀滞不通，使面部筋脉肌肉失去气血充养，终致人体天部（上部）、地部（下部）、人部（中部）三部之气不能同步运行，出现筋肉功能丧失、纵缓不收，发而为病。多起病突然，每在睡眠醒来之时，即可出现症状。气血瘀滞为主要病机，多兼有气血偏衰。

祛瘀是哪呷（面瘫）治疗的主要原则，而调气、解毒、补虚则兼而用之，其孰轻孰重，要根据病情分清主次。以风毒明显者，需加重解毒；体虚为主者，应强调补虚；若体虚不明显而风毒甚，则以解毒、祛瘀、调气为要，待瘀毒尽去，正气自复。但总以祛瘀为要，调气、解毒、补虚为辅。本病应用壮医针灸疗法治疗，可获满意效果。

【病因病机】

哪呷（面瘫）之为病，毒和虚是发病必备的两方面因素，虚是基础，是内因，毒是外因。本病的发生是由于先天禀赋不足，

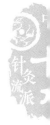

或后天劳作过度，或与邪毒抗争气血消耗过多，使气血偏衰，机体正气不足，三道两路功能不足，风寒等毒邪乘虚而侵，从口鼻进入气道，并迅速传变至龙路、火路，滞留于面部的龙路、火路分支内，使龙路、火路不通畅或功能失调，进而使气血运行流通受阻而瘀滞于内，形成气血瘀滞病机，使人体天气（上部之气）不通畅，头面筋脉肌肉失去气血充养，筋肉纵缓不收，终致天气（上部之气）、地气（下部之气）、人气（中部之气）三部之气不能同步运行化生，从而出现口眼歪斜等症，发为本病。因此，气血瘀滞是面瘫的主要病机，而气血偏衰是发病的基础。

【主要症状】

哪呷（面瘫）以口眼喎斜、一侧眼睑不能闭合、鼻唇沟变浅、口角流涎、喝水则漏、不能闭眼、不能吹口哨等为主症。

多病起突然，迅速发病。每在睡眠醒来时，发现一侧面部板滞、麻木、松弛，不能做蹙额、皱眉、露齿、鼓颊等动作，口角向健侧歪斜，病侧露睛流泪，额纹消失，鼻唇沟平坦。部分患者初起时有耳后、耳下及面部疼痛，还可出现患侧舌前 2/3 味觉减退或消失、听觉过敏等症。

【治疗】

哪呷（面瘫）是临床常见的一种病证，治疗方法多样，有从风论，多以祛风、息风、镇痉、通络等为法；亦有从瘀论，法以活血化瘀，兼以祛风，均可取得较好疗效。针灸治疗哪呷（面瘫）也是一种较好的方法。

壮医针灸在治疗本病时，独辟蹊径，主张调气、解毒、补虚、祛瘀"八字"治则，强调"三结合"，即中医与壮医相结合、补法与泻法相兼、药物疗法与非药物疗法同用。其中最常用的是壮医针灸综合疗法，即壮医针刺术、壮医灸法和拔罐疗法。壮医针刺术包括普通针刺术和壮医莲花针法，拔罐疗法是中医临床常用的一种疗法，壮医灸法常用来配合以提高疗效。

在运用壮医针灸治疗面瘫时，病轻者可单用壮医普通针刺术或壮医药线点灸疗法，重者可将壮医莲花针法与中医拔罐疗法相兼为用，先用莲花针法叩刺以刺破龙路、火路分支，再用拔罐疗法以吸出瘀滞之气血，此即黄瑾明教授倡导的壮医莲花针拔罐逐瘀疗法，属壮医针灸疗法中的一种，为纯泻无补之法，对正气明显虚弱的患者，不宜应用。若壮医莲花针拔罐逐瘀疗法效果不明显时，则可采取壮医莲花针拔罐逐瘀疗法、壮医普通针刺术、壮医药线点灸疗法三法联合应用，则祛瘀、解毒之力最强，且可调气、补虚，疾病可速愈，每获良效。对气血虚甚者，尚可配合中药或食物补虚。

取穴：眉弓穴、眉心穴、发旋穴、耳尖穴、启闭穴、翳风穴、内庭穴、合谷穴、颊车穴、脐内环穴（肝、肾）、下关穴、扁担穴、肩胛环穴、近夹脊穴等，随症加减。

手法 1：针健侧眉弓穴、颊车穴、合谷穴，用吐纳补法，每穴补 4 次。针患侧上述穴位，用吐纳泻法，每穴泻 2 次。针脐内环穴（肝、肾），向外斜刺，用平补平泻手法。扁担穴、肩胛环穴、近夹脊穴，用壮医莲花针拔罐逐瘀疗法。其余穴位用壮医药

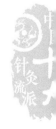

线点灸，每穴点灸3壮，均用泻法。每周治疗2～5次。

手法2：针脐内环穴（肝、肾），采用壮医针灸调气法。方法：进针前先嘱患者做腹式吐纳运动，调整呼吸，稳定情绪，消除杂念。然后采用无痛进针法进针，进针后不提插、不捻转，不强求酸麻胀针感，针毕医者右手掌心对准患者肚脐（距离15～30cm），做顺时针缓慢旋转运动3～5分钟。在整个进针过程中，患者不要停止吐纳运动，进针完毕后仍坚持3～5分钟，留针30分钟，以脐部出现温暖感、并有冷气从手或脚排出为佳。其他穴位进针后直接留针30分钟，每天针刺1次。10次为一个疗程。

【病案举例】

病案一

王某某，女，39岁。2015年11月25日初诊。

主诉：右侧面瘫8年。

病史：患者8年前始出现面瘫，曾在某三甲医院和某针灸医院接受针灸及服用中药治疗1年余，均未治愈而中止治疗。近2个月来，自觉右耳后疼痛。患病8年间，患者不敢照相，生活非常痛苦，遂前来要求行壮医治疗。

检查：右侧额纹完全消失，右眼闭合不全，右脸不能鼓腮，舌体向左偏。

诊断：哪呷（面瘫）。

治疗：拟用壮医针灸治疗。

取穴：眉心穴、眉弓穴、发旋穴、脐内环穴（肝、肾）、关元穴、气海穴、三阴交穴、水泉穴、太冲穴、中脘穴、上脘穴、攒竹穴、阳白穴、迎香穴、颊车穴、合谷穴。

手法：针健侧攒竹穴、阳白穴、颊车穴、合谷穴，用吐纳补法，每穴补4次。针患侧上述四穴用吐纳泻法，每穴泻2次。针脐内环穴（肝、肾），向外斜刺，用平补平泻手法。其余穴位用壮医药线点灸，每穴点灸3壮，健侧用补法，患侧用泻法。每周治疗2～3次。

治疗15次后，于2009年1月4日做详细复查，右额开始出现一些细小额纹，右眼闭合明显改善，右脸虽仍不能鼓腮，但觉肌肉较以前有力，舌仍偏右。

为了提高疗效，从1月6日开始改用壮医莲花针拔罐逐瘀疗法治疗。部位选择前额、扁担穴、胸龙脊穴、肩胛环穴、近夹脊穴等处，每周2～3次。

经治疗25次后，于3月22日再次做详细检查，右额纹明显增加，右眼已能完全闭合，右脸已能鼓腮，舌体仍稍右偏。8年顽疾，经过4个月的治疗，获得基本痊愈。

病案二

甘某某，男，64岁。2016年7月26日初诊。

主诉：右侧面瘫约1个月。

病史：患者于2016年6月30日出现面瘫，经当地医院治疗未愈。自诉食物常残留于口腔左侧，饮水时有水从左口角流

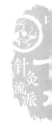

出，不能自控。左眼视力下降，左耳后疼痛。

检查：右眼闭合不全，口角向左侧歪斜，右额纹消失。

诊断：哪呷（面瘫）。

治疗：拟用壮医针灸治疗。

取穴：风池穴、大椎穴、肺俞穴、肩井穴等。

手法：壮医莲花针拔罐逐瘀疗法，每周3次。

经治疗，患者病情日渐减轻，治疗20次后，面瘫症状完全消除，恢复正常。

✦ 第四节　活邀尹（颈椎病）

【病名】

壮医病名：活邀尹（壮文：Hoziu in）。

中医病名：颈痛。

西医病名：颈椎病。

【概述】

活邀尹（颈椎病），是指由于气血虚弱，三道两路功能不足，颈部龙路、火路壅塞不通，致使气血瘀滞，肩部失养，临床以颈项疼痛或酸胀、麻木、僵硬、转动不利等为主要表现的一种疾病，是临床常见疾病。根据病变部位，本病属壮医龙路病、火路病范畴。中老年人多发，为慢性病，反复发作，发病与职业密切相关，长期低头工作的职业（如书写、编辑、缝纫等）人群或长期用电脑者较易发生。

西医学认为，活邀尹（颈椎病）是中老年人因颈椎椎体及椎间盘、周围组织等退行性变而引起的系列症候群。壮医认为，活邀尹（颈椎病）多因年事较高，气血偏衰，道路功能不足，龙路、火路不畅，气血痹阻颈项或因外伤颈部，使气血瘀滞不通，局部失养所致。病机为气血偏衰、气血瘀滞，气血偏衰为发病基础，气血瘀滞是主要病机，故治疗上当以祛瘀、调气为要，按病情需要配以补虚、解毒。

【病因病机】

活邀尹（颈椎病）多因年事较高，或过度劳作，使气血偏衰，道路功能不足，龙路、火路瘀滞不畅，气血痹阻于颈项，筋肉不和，失去气血滋养所致；或因外伤颈部，病久不愈，使气血瘀滞不通，局部失养，发为本病。

【主要症状】

活邀尹（颈椎病）主要表现为颈项疼痛或酸胀、麻木、僵硬、转动不利，疼痛常向肩部和上肢放射。

可伴有上肢冰凉、屈伸不利、头晕耳鸣等症状。

【治疗】

取穴：脐内环穴（心、肝、肾）、扁担穴、肩胛环穴、项棱穴、大椎穴、风池穴、肩井穴、风门穴、身柱穴、后溪穴等。

手法 1：针脐内环穴（心、肝、肾），平补平泻法。扁担穴、

肩胛环穴、项棱穴、大椎穴、风池穴、肩井穴、风门穴、身柱穴用壮医莲花针拔罐逐瘀疗法。针后溪穴用吐纳泻法，每穴泻2次。每周治疗2次，10次为一个疗程。

手法2：针脐内环穴（心、肝、肾），采用壮医针灸调气法。方法：进针前先嘱患者做腹式吐纳运动，调整呼吸，稳定情绪，消除杂念。然后采用无痛进针法进针，进针后不提插、不捻转，不强求酸麻胀针感，针毕医者右手掌心对准患者肚脐（距离15～30cm），做顺时针缓慢旋转运动3～5分钟。在整个进针过程中，患者不要停止吐纳运动，进针完毕后仍坚持3～5分钟，留针30分钟，以脐部出现温暖感、并有冷气从手或脚排出为佳。其他穴位进针后直接留针30分钟。每天针刺1次。10次为一个疗程。

【病案举例】

病案一

黎某某，男，40岁，消防队员。2017年2月13日初诊。

主诉：反复左侧颈肩疼痛8年。

病史：患者从事消防工作，经常攀高负重，导致左侧颈肩部疼痛，多家医院诊断为颈椎病，但经多方治疗均未痊愈，平时依赖贴膏药止痛。就诊时左肩颈疼痛难忍，左手活动时疼痛加剧。

诊断：活邀尹（颈椎病）。

治疗：采用壮医莲花针拔罐逐瘀疗法。

取穴：扁担穴、肩胛环穴、项棱穴、风池穴、大椎穴、肩井穴、风门穴、身柱穴。

手法：壮医莲花针拔罐逐瘀疗法。每周治疗2次，10次为一个疗程。

经第一次治疗后，患者疼痛明显减轻，连续治疗1个疗程后，疼痛基本消失。

按语：颈椎病的发生发展过程中常有明显的微循环改变、局部血流减慢或停滞，出现局部及神经支配区域的疼痛、麻木、条索状硬结等现象。壮医莲花针拔罐逐瘀疗法具有很好的祛瘀通络作用，可改善局部微循环，对实证、瘀证患者常可用之。

病案二

罗某，男，48岁。2018年9月9日初诊。

主诉：颈痛及不能走远路多年。

病史：患者经某医院MRI检查，结果为：①C1～C4及T3水平段脊髓炎；②C4～5、C5～6椎间盘变性并膨出，颈椎骨质增生。

诊断：活邀尹（颈椎病）。

治疗：采用壮医针灸配合壮药内服治疗。

取穴：脐内环穴（肝、肾）、后溪穴、中渚穴、间谷穴、复溜穴、水泉穴、足三里穴。

手法：针复溜穴，用吐纳补法，补4次。针后溪穴，用吐纳泻法，泻2次。针脐内环穴（肝、肾），向外斜刺，用平补平泻

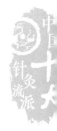

手法。其余穴位用壮医药线点灸，每穴点灸3壮。每周治疗3次，3个月为一个疗程。同时配合内服壮医补肾健骨汤，3天1剂。

治疗1个疗程后，患者于2018年12月18日赴同一医院做EMR复查，报告为C4～5、C5～6椎间盘轻度膨出。其脊髓炎、颈椎骨质增生均已消除。患者自觉疼痛基本消失，以往步行10分钟已感觉非常疲劳，现可步行30分钟而无疲劳感。

✦ 第五节　不很裆（不孕症）

【病名】

壮医病名：不很裆（壮文：Mbouj hwnj ndang)。

中医病名：不孕症、全不产、断绪。

西医病名：原发性不孕、继发性不孕。

【概述】

不很裆（不孕症），是指由于气血偏衰或气血瘀滞，使龙路阻塞，"咪花肠"（子宫）失养或功能失调导致的，临床以女子结婚后夫妇同居2年以上，配偶生殖功能正常，未避孕而不受孕；或曾生育或流产后2年以上，同居未避孕而不再受孕为主要表现的一种疾病。根据病变部位，本病属壮医龙路病、"咪花肠"（子宫）病范畴，是妇科临床常见疾病。因其病因复杂，病程长，疗效不确切，成为妇科疑难杂症。西医学将不很裆（不孕症）分为原发性不孕和继发性不孕两种，凡女子婚后未避孕，夫妇正常同居2年以上而未受孕者，称为原发性不孕，中医称不孕症、全不产；如曾生育或流产过，未避孕而又同居2年以上不再受孕者，称为继发性不孕，中医称断绪。

西医学认为，不很裆（不孕症）主要与排卵功能障碍、输卵管堵塞、盆腔炎症、盆腔肿瘤和生殖器官畸形等疾病有关。壮医认为不很裆（不孕症）的病因多为机体气血虚弱，或毒阻龙路，使龙路阻塞不畅，"咪花肠"（子宫）气血瘀滞失调而成。

不很裆（不孕症）的治疗，首先要注重辨病，以辨病为主。若为盆腔恶性肿瘤和生殖器官畸形及先天性缺陷所致者，属壮医"石女"范畴，因壮医针灸无法奏效，故本节不做讨论；若为排卵功能障碍、盆腔炎症、盆腔良性肿瘤等导致者，可参考本节治疗方法。治疗宜以调气、祛瘀为主，配以补虚、解毒。

【病因病机】

不很裆（不孕症）的病因复杂，壮医认为，女精为阴精，产于"咪花肠"（子宫），与男精相搏，形成胚胎，然后在"咪花肠"（子宫）内发育成人，故多把不很裆（不孕症）归结于"咪花肠"（子宫）气血瘀滞，功能失调，可分为虚、实两类。虚者多为先天禀赋不足，素体虚弱；或年少屡犯手淫，或房劳过度不节，阴精亏耗太过；或大病久病屡伤气血，或谷道、水道、气道功能失调，使气血化生乏源，均可使龙路不畅，气血瘀滞于"咪花肠"（子宫），导致"咪花肠"（子宫）失养或失调，发为本病。实者多因痰毒、湿毒内阻龙路，龙路不畅，气血瘀滞于"咪花肠"（子宫），使"咪花肠"（子宫）功能失调，发而为病。其病机主要是

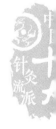

"咪花肠"（子宫）气血瘀滞。

【主要症状】

不很裆（不孕症）临床以女子结婚后夫妇同居 2 年以上，配偶生殖功能正常，未避孕而不受孕；或曾生育或流产后 2 年以上，同居未避孕而不再受孕为主要表现。

由于病因不同，临床兼症各异。可伴腰膝酸软、月经不调、潮热盗汗、手足心发热、夜尿频多、白带异常、畏寒肢冷等症状，部分患者也可没有兼症。

【治疗】

取穴：脐内环穴（肝、肾）、下脐行穴、三阴交穴、复溜穴、肾俞穴等，随症加减。

手法 1：针脐内环穴（肝、肾），向外斜刺，用平补平泻手法。针复溜穴、三阴交穴，用吐纳补法，每穴补 4 次。其余穴位用壮医药线点灸，每穴点灸 3 壮，均用补法。每周针灸 2 次，10 次为一个疗程。

手法 2：针脐内环穴（肝、肾），采用壮医针灸调气法。方法：进针前先嘱患者做腹式吐纳运动，调整呼吸，稳定情绪，消除杂念。然后采用无痛进针法进针，进针后不提插、不捻转，不强求酸麻胀针感，针毕医者右手掌心对准患者肚脐（距离15 ～ 30cm），做顺时针缓慢旋转运动 3 ～ 5 分钟。在整个进针过程中，患者不要停止吐纳运动，进针完毕后仍坚持 3 ～ 5 分钟，留针 30 分钟，以脐部出现温暖感、并有冷气从手或脚排出为佳。其他穴位进针后直接留针 30 分钟。每天针刺 1 次。10 次为一个疗程。

【病案举例】

病案一

S.T.，女，34 岁，英国人。2017 年 8 月 28 日初诊。

主诉：不孕 3 年余。

病史：患者同居十余年，近 3 年余停服避孕药备孕，但一直未能受孕，经当地医院检查，男方精液和女方生殖器均无异常。患者 13 岁月经初潮，周期为 28 ～ 31 天，每次行经 3 天，经前及经后均无腹痛，末次月经为 8 月 28 日。平时觉腰痛，手脚冰冷，大便结。

检查：舌质红，苔薄白，脉细数。经基础体温测定，排卵期体温偏低。

诊断：不很裆（不孕症）。

治疗：拟用壮医针灸治疗。

取穴：下脐行穴、脐内环穴（肝、肾）、三阴交穴、复溜穴、肾俞穴。

手法：针复溜穴、三阴交穴，用吐纳补法，每穴补 4 次。针脐内环穴（肝、肾），向外斜刺，用平补平泻手法。其余穴位用壮医药线点灸，每穴点灸 3 壮，均用补法。每周治疗 1 次，10 次为一个疗程。

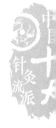

经连续治疗 6 次后，患者手足转为温暖，腰痛消除。经做排卵期基础体温测定，体温恢复正常水平。此后月经未至，经当地医院检查，确定已怀孕。

病案二

贾某，女，35 岁。2019 年 4 月 29 日初诊。

主诉：婚后 5 年未孕。

病史：经某医院检查，男方精液和女方生殖器官均无异常。患者 14 岁月经初潮，周期 28 ～ 56 天，每次行经 4 天，经前后均无腹痛及腰痛。末次月经为 4 月 16 日。平时有腰痛，手脚不温，夜尿每晚 2 ～ 3 次。

检查：舌质淡红，苔薄白，脉沉细。经基础体温测定，排卵期体温偏低。

诊断：不很裆（不孕症）。

治疗：拟用壮医针灸治疗。

取穴：下脐行穴、脐内环穴（肝、肾）、三阴交穴、复溜穴、肾俞穴、水泉穴。

手法：针复溜穴、三阴交穴、水泉穴，用吐纳补法，每穴补 4 次。针脐内环穴（肝、肾），向外斜刺，用平补平泻手法。其余穴位用壮医药线点灸，每穴点灸 3 壮，均用补法。每周治疗 2 次，10 次为一个疗程。

经连续治疗 10 次后，患者 6 月月经未来潮，6 月 25 日检查确定已经怀孕。

❖ 第六节　乒卟哏（小儿厌食症）

【病名】

壮医病名：乒卟哏（壮文：Bingh mbouj gwn）。

中医病名：厌食、恶食、不思饮食、不嗜食。

西医病名：小儿厌食症。

【概述】

乒卟哏（小儿厌食症），是指由于各种原因使谷道功能失调或虚弱，调节化生枢纽功能失职而导致的，临床以小儿长期食欲不振，甚至厌食、拒食为主症的一种病证，是临床常见的小儿谷道病证。根据病变部位，本病属壮医谷道病范畴。发病年龄不一，但以 1～6 岁的小儿为多见。城市儿童发病率较高。发病率还与饮食结构有关，平素喜食肥甘厚味及甜食者尤为多发。病程较长者，容易演变为疳证，故须引起重视。

壮医认为，乒卟哏（小儿厌食症）多因暑湿之毒阻滞谷道，或机体虚弱，谷道功能不足，谷道的化生和调节枢纽"咪叠"（肝）、"咪背"（胆）、"咪曼"（胰）功能失职，使谷道不畅，天气、地气、人气三气不能同步运行而成。

乒卟哏（小儿厌食症）的治疗，首先需调气，气调则谷道通畅，瘀滞之毒易于祛除，气调则化生及调节枢纽脏腑功能易于恢复。若毒邪明显者，应加以解毒；瘀滞明显者，酌以祛瘀；气

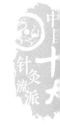

血偏衰明显者，需注意补虚，时时顾护气血，气血充盛，则谷道功能易于恢复。若乒卟哏（小儿厌食症）长期得不到有效的治疗，则可影响气血的化生，使气血化生乏源，道路失养，则谷道功能更虚，瘀滞更重，气血失调更甚，甚可演变为疳证，或变生他证。

【病因病机】

乒卟哏（小儿厌食症）的病因不外乎外感与内伤两方面。外感方面，多在夏季暑湿当令之时失之顾护，暑毒、湿毒乘虚从口鼻侵入谷道，滞留于谷道"咪胴"（胃）、"咪虽"（肠），谷道本以通为用、以降为顺，今毒邪阻滞，自然通降不得，久之则谷道的调节和化生枢纽脏腑"咪叠"（肝）、"咪背"（胆）、"咪曼"（胰）功能失职，谷道更滞，发为乒卟哏（小儿厌食症）。内伤方面，多为喂养不当，饮食不节，嗜食肥甘厚味或甜食，使"咪胴"（胃）水谷失运，"咪虽"（肠）浊气排泄不畅，积滞瘀阻于谷道，使谷道不畅，功能失调；或先天不足、多病久病、病后体虚等，使龙路、火路气血不充，谷道失养而功能低下，运化水谷功能不足，发为本病。

【主要症状】

乒卟哏（小儿厌食症）以小儿长期食欲不振，不思饮食，甚则厌食、拒食为主要临床症状。可伴面色无华或萎黄，食而无味，形体偏瘦，体质较差等症状。

【治疗】

取穴：谷线穴、四缝穴、足三里穴、百会穴等。

手法：壮医药线点灸，每次点灸 3 壮，均用补法。每天点灸 1 次，5 次为一个疗程。

【病案举例】

李某某，女，2 岁，南宁人。2013 年 1 月 6 日初诊。

主诉：不思饮食 6 个月。

病史：6 个月前患儿感冒后出现不思饮食，家属给予中药口服，症状无明显缓解。患儿无明显消瘦，大便偏干，夜寐可。慕名前来就诊。

检查：患儿无其他不适，舌质红，苔白腻。

诊断：乒卟哏（小儿厌食症）。

治疗：壮医药线点灸疗法。

取穴：脐内环穴（脾）、谷线穴、四缝穴、足三里穴、百会穴。

手法：每穴点灸 3 壮，均用补法。

当天上午点灸后，患儿中午饭量即有增加。连续治疗 5 次，每天 1 次，饮食恢复正常，随访 3 个月未复发。

按语：壮医认为乒卟哏（小儿厌食症）是由各种原因使谷道功能失调或虚弱，调节化生枢纽的功能失职而导致的，属壮医谷道病范畴。应用壮医药线点灸疗法，具有健脾开胃之功。

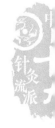

✧ 第七节　勒爷溺幽（小儿遗尿）

【病名】

壮医病名：勒爷溺幽（壮文：Lwgnyez raixnyouh）。

中医病名：小儿遗尿、尿床、遗溺。

西医病名：小儿遗尿。

【概述】

勒爷溺幽（小儿遗尿），是指由于水道功能虚损或失调而导致的，临床以 3 岁以上儿童睡眠中小便自遗、醒后方觉为特点的一种病证，是临床常见的小儿水道病证。根据病变部位，本病属壮医水道病范畴。勒爷溺幽（小儿遗尿）有生理性和病理性之分。婴幼儿时期，由于生理上道路功能未盛，气血未充，脏腑未坚，智力未全，对排尿的自控能力较差；学龄儿童常因白天游戏过度，精神疲劳，睡前多饮等原因，亦可偶然发生遗尿，这些都属生理性遗尿，不属病态。但如果超过 3 岁，特别是 5 岁以上的儿童，仍不能自主控制排尿，熟睡时仍经常遗尿，轻者数夜一次，重者可一夜数次，则为病理状态，即属勒爷溺幽（小儿遗尿）。勒爷溺幽（小儿遗尿）男女均可发病，比例不一。发病年龄以 3 周岁以上、10 周岁以下的儿童为多见。多自幼得病，但也有在儿童时期发生者，可为一时性，也有持续数月后消失、而后又再出现者，有的持续数年到性成熟时才消失，成人中也有遗尿者。

壮医认为，勒爷瀨幽（小儿遗尿）多因气血不足，水道功能虚损或失调，使水液代谢失常而引起。故治疗上重在补虚，使道路功能增强，水液排泄有度，可据兼症配以调气、解毒、祛瘀之法。因水道亦与大自然之地气直接相通，且密切相关，是气血化生的重要场所，故若遗尿长期不愈，可影响气血的化生，使气血代谢紊乱，气血、津液排泄过度，则气血更虚。此外，遗尿长期不愈还可致使儿童产生自卑感，且其智力、体格发育都会受到影响，需引起重视。在治疗的同时，尚需注意教育儿童养成夜间起床排尿的习惯。

遗尿与尿失禁的区别在于前者是在睡眠状态下发生，后者是在清醒状态下发生。临床需加以鉴别。

【病因病机】

勒爷瀨幽（小儿遗尿）的病因主要是水道虚损。先天不足、早产使道路功能虚损、后天失养、素体虚弱等，均可使气血偏衰，水道功能不足，水道的调节和化生枢纽脏腑——"咪腰"（肾）、"咪小肚"（膀胱）功能失职，使"咪小肚"（膀胱）的水液排泄无度，尿液失控而发为本病。

【主要症状】

超过3周岁，特别是5周岁以上的儿童，不能自己控制排尿，在睡眠状态下小便自遗，醒后方知，轻者数夜一次，重者一夜数次。

【治疗】

取穴：脐外环穴（肝、肾）、脐内环穴（肝、肾）、水线穴、

下脐行穴、发旋穴、水泉穴、阴陵泉穴、三阴交穴、足三里穴等，随症加减。

手法 1：壮医药线点灸，每穴点灸 1 壮，均用补法。每天点灸 1 次，5 次为一个疗程。

手法 2：针脐内环穴（肝、肾），采用壮医针灸调气法。方法：进针前先嘱患儿做腹式吐纳运动，调整呼吸，稳定情绪，消除杂念。然后采用无痛进针法进针，进针后不提插、不捻转，不强求酸麻胀针感，针毕医者右手掌心对准患者肚脐（距离 15～30cm），做顺时针缓慢旋转运动 3～5 分钟。在整个进针过程中，患儿不要停止吐纳运动，进针完毕后仍坚持 3～5 分钟，留针 30 分钟，以脐部出现温暖感、并有冷气从手或脚排出为佳。其他穴位进针后直接留针 30 分钟。每天针刺 1 次或每周针刺 2～3 次，5 次为一个疗程。

【病案举例】

病案一

宁某，男，14 岁。2019 年 1 月 15 日初诊。

代诉：自幼遗尿，尤以寒冷季节为甚，多时每晚均遗尿，少则每周 2～3 次。

诊断：勒爷濑幽（小儿遗尿）。

治疗：拟用壮医药线点灸疗法。

取穴：水线穴、下脐行穴、阴陵泉穴、足三里穴、肾俞穴、三阴交穴、脐外环穴（肝、肾）、发旋穴、水泉穴。

国家中医药管理局厘定中国十大针灸流派

手法：壮医药线点灸，每穴点灸 1 次，均用补法。每天治疗 1 次。

经第一次治疗后，当晚起床小便 1 次，不再遗尿。连续治疗 6 天，均未出现遗尿，精神转佳，脸色红润，食欲增加。随访半年，未复发。

病案二

覃某某，女，9 岁。2014 年 1 月 23 日初诊。

代诉：遗尿 6 年。

病史：患儿自 3 岁起遗尿，多则 1～2 夜遗尿一次，少则 4～5 夜遗尿一次，从未完全停止。平时容易疲劳，上四层楼便觉脚软无力。额部出汗较多。

检查：舌质淡，苔薄白，脉沉细。X 线摄片检查：腰骶关节未见先天性骶椎隐裂。

诊断：勒爷濑幽（小儿遗尿）。

治疗：拟用壮医针灸治疗。

取穴：脐内环穴（心、肾、脾、肺、肝）。

手法：针脐内环穴采用壮医针灸调气法，留针 30 分钟。

连续针灸治疗 3 次后，患儿遗尿停止。继续治疗 2 次，疗效巩固。随访 10 个月，未复发。

按语：非先天性骶椎隐裂导致的遗尿，使用壮医针灸治疗，有效率达到 80% 以上。

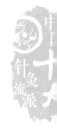

✦ 第八节　能嫩能啥（湿疹）

【病名】

壮医病名：能嫩能啥（壮文：Ndangnwnj ndanghumz）。

中医病名：湿疮。

西医病名：湿疹。

【概述】

能嫩能啥（湿疹），是指由于毒滞肌表或肌表失养所致的，临床表现为皮肤皮损呈多种形态，发无定位，易于湿烂渗液的瘙痒性渗出性皮肤病，是皮肤科常见的过敏性、炎性疾病，易于复发和慢性化。根据病变部位，本病属壮医龙路病、火路病范畴；根据病理性质，本病属壮医风病、湿病范畴。能嫩能啥（湿疹）因症状及病变部位的不同，而有不同名称：浸淫遍体，抓渗黄水，瘙痒无度者，称为"浸淫疮"；以丘疹为主的称为"血风疮"；发于阴囊部的称为"肾囊风"；发生于下肢弯曲部的称为"四弯风"；婴幼儿发于面部的称为"奶癣"。本病男女老少均可发病，无明显季节性，临床特点为皮损呈多形性，奇痒难忍，局部有渗出液，患处潮红、丘疹、痂皮、抓痕。常因瘙痒难忍而影响睡眠、工作和学习。

壮医认为，能嫩能啥（湿疹）的病因主要为湿毒、热毒蕴阻龙路、火路，使道路不畅，气血瘀滞，肌表皮肤气血不通或失养而发病。治疗或以解毒、祛瘀；或以补虚、调气。实则解毒、祛瘀；虚则补虚养血。

【病因病机】

能嫩能啥（湿疹）的病因主要是湿毒、热毒、风毒自体外入侵，或道路、脏腑功能不调，湿毒、热毒、风毒内生，阻滞于龙路、火路，通过气血运行，蕴结于肌表皮肤，使皮肤道路壅塞，气血不畅，失去协调平衡，天气、地气、人气三部之气不能同步运行，发为本病。也可因禀赋不足，道路功能低下，气血偏衰，使龙路、火路滋养肌表功能不足，皮肤失养干燥，发为能嫩能啥（湿疹）。

【主要症状】

皮肤皮损形态呈多形性皮疹，呈弥漫性潮红、肿胀、水疱、丘疹，甚或糜烂、湿润、渗液，患处瘙痒，甚则剧烈瘙痒，搔之糜烂流水，结痂，然后脱屑而渐愈，皮疹消退后不留永久性瘢痕，常反复发作。发无定位，可发生于全身各部位，以四肢多见，常呈对称性发作。

【治疗】

取穴：脐内环穴（心、肾）、复溜穴、内关穴、神门穴、血海穴、近夹脊穴、肘关穴、梅花穴等，随症加减。

手法 1：针脐内环穴（心、肾），向外斜刺，用平补平泻手法。针神门穴、复溜穴、血海穴，用吐纳补、泻两种手法，每穴先补 2 次，继之泻 2 次。其余穴位用壮医药线点灸，每穴点灸 3

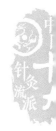

壮，均用泻法。每周针灸 2 次，10 次为一个疗程。

手法 2：针脐内环穴（心、肾），采用壮医针灸调气法。方法：进针前先嘱患者做腹式吐纳运动，调整呼吸，稳定情绪，消除杂念。然后采用无痛进针法进针，进针后不提插、不捻转，不强求酸麻胀针感，针毕医者右手掌心对准患者肚脐（距离 15～30cm），做顺时针缓慢旋转运动 3～5 分钟。在整个进针过程中，患者不要停止吐纳运动，进针完毕后仍坚持 3～5 分钟，留针 30 分钟，以脐部出现温暖感、并有冷气从手或脚排出为佳。其他穴位进针后直接留针 30 分钟。每天针刺 1 次，10 次为一个疗程。

【病案举例】

病案一

P.G.，男，28 岁，英国人。2015 年 1 月 31 日初诊。

主诉：双侧腋下、胁部、腹股沟等处皮疹瘙痒 20 年。

病史：患者双侧腋下、胁部、腹股沟等处皮疹瘙痒难忍，反复渗液，时轻时重，病程已 20 年。曾多方求医，并已有所好转。但于 5 年前赴非洲工作，在非洲居住一段时间后，病情反复，皮肤干燥，皮疹增厚，时有渗液，瘙痒更甚。返回英国后，病情未减，反而逐渐加重。

检查：局部皮肤粗糙，皮疹色红，有少许液体渗出。舌质红，苔黄腻，脉滑。

诊断：能嫩能啥（湿疹）。

治疗：拟用壮医针灸治疗。

取穴：脐内环穴（心、肾）、复溜穴、内关穴、神门穴、血海穴、风池穴、手三里穴、近夹脊穴、肘关穴。

手法：针神门穴、复溜穴、血海穴，用吐纳补、泻两种手法，每穴先补2次，继之泻2次。针脐内环穴（心、肾），向外斜刺，用平补平泻手法。其余穴位用壮医药线点灸，每穴点灸3壮，均用泻法。

3月7日二诊：经一诊治疗后，双腋下、胁部、腹股沟等处皮肤粗糙明显减轻，皮疹明显减少，瘙痒基本消除，已无渗液出现。继续针灸治疗10次，取穴及手法同前。

5月22日三诊：经11次治疗后，所有皮疹消除，瘙痒消失，局部皮肤光滑。随访半年，未复发。

病案二

R.H.，男，50岁，英国人。2017年11月27日初诊。

主诉：头部两侧、耳廓、肘尖等处出现皮疹5年。

病史：患者于5年前头部两侧、耳廓、肘尖等处出现皮疹，自觉瘙痒，病情时轻时重。常大便秘结。

检查：皮疹分布呈多形性皮肤损害。苔白腻，脉弦。

诊断：能嫩能啥（湿疹）。

治疗：拟用壮医针灸治疗。

取穴：脐内环穴（心、肾）、复溜穴、内关穴、神门穴、血海穴、风门穴、肘关穴、腕关穴、发旋穴、梅花穴、耳环穴。

手法：针神门穴、复溜穴、血海穴，用吐纳补、泻两种手法，每穴先补 2 次，继之泻 2 次。针脐内环穴（心、肾），向外斜刺，用平补平泻手法。其余穴位用壮医药线点灸，每穴点灸 3 壮，均用泻法。每周针灸 2 次，10 次为一个疗程。

经一诊治疗后，患者瘙痒即明显减轻，遂坚持每周前来治疗 2 次，病情日益好转。治疗 10 次后，瘙痒全消，皮疹消失，局部皮肤完好无损。随访半年，未复发。

病案三

谭某某，男，50 岁。2018 年 11 月 2 日初诊。

主诉：全身皮肤瘙痒、上半身和上肢散发红色丘疹反复发作 5 年。

病史：患者从 2013 年以来，先是反复出现全身皮肤瘙痒，继而在口腔周围、脸部、两手手掌和手指等处反复出现红色丘疹，瘙痒难忍。先后于多家医院诊治，均诊断为湿疹。排除红斑狼疮。长期服用西药治疗，症状虽有所改善，但仍反复发作。2018 年 9 月以后，病情更加严重，自觉全身皮肤瘙痒，脸部、口腔周围、左手腕等处尤甚，并出现服用西药后视力模糊的症状。大便常年溏薄。遂要求壮医治疗。

检查：口腔周围丘疹色红，脸部散发小丘疹，右手腕处有皮疹结痂，左手食指有一处裂口。苔薄白，脉沉细。

诊断：能嫩能啥（湿疹）。

治疗：采用壮医针灸治疗。

取穴：脐内环穴（心、肾）、复溜穴、内关穴、神门穴、血海穴、上脘穴、中脘穴、膻中穴、局部梅花穴等。

手法：针内关穴、复溜穴、血海穴，用吐纳泻法，每穴泻3次。针脐内环穴（心、肾），向外斜刺，用平补平泻手法。其余穴位用壮医药线点灸，每穴点灸3壮，均用泻法。每周针灸2～3次。

经针灸治疗2个月后，患者皮肤瘙痒及红色丘疹基本消除，皮肤结痂亦消失。因患者体内仍有毒邪瘀滞，故改用壮医莲花针拔罐逐瘀疗法巩固疗效，每周治疗1～2次。随访半年，湿疹未复发。

病案四

李某某，女，52岁，干部。2017年5月13日初诊。

主诉：全身湿疹1年余。

病史：患者从小体弱多病，经常感觉皮肤瘙痒。1年多前不明原因出现全身湿疹，病情日益加重。现全身包括肛门周围、外阴部满布颗粒状皮疹，连成片状，剧烈瘙痒难忍，伴胸闷纳呆，睡眠不佳，大便干结，小便黄赤。

检查：皮损潮红，糜烂，渗出，边界弥漫。舌质淡红，苔黄腻，脉滑数。

诊断：能嫩能唅（湿疹）。

治疗：单纯使用壮医针灸治疗。

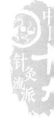

取穴：脐内环穴（肺、大小肠、肝、心、脾、胃）、血海穴、足三里穴、太冲穴、里内庭穴、内关穴、神门穴、膻中穴、曲池穴、合谷穴。

方法：针脐内环穴用壮医针灸调气法，留针 30 ～ 60 分钟。每周针 2 ～ 3 次，10 次为一个疗程。

连续治疗 2 个月，共针灸 30 次，至 2017 年 7 月 15 日检查，皮肤各种症状均已全部消失。随访 1 年，未复发。

✧ 第九节　培额（带状疱疹）

【病名】

壮医病名：培额（壮文：Baezngwz），又称火腰带毒（壮文：Baezngwz）。

中医病名：蛇串疮、蛇丹、缠腰火丹、火带疮、蜘蛛疮、白蛇串、缠腰龙、蛇缠腰。

西医病名：带状疱疹。

【概述】

培额（带状疱疹），是指由于毒滞道路，积于肌肤而产生的，临床以皮肤出现集簇疱疹，伴剧烈疼痛为主症的一种常见皮肤病。根据病变部位，本病属壮医龙路病、火路病范畴。培额（带状疱疹）是皮肤多发疾病，因其初起症状常不典型，易被误诊误治而并发后遗神经痛。带状疱疹后遗神经痛较为难治，临床尚无特效药物，常迁延难愈，成为皮肤科的疑难杂症。培额（带状疱疹）好发于春秋季节，发病以成年人居多，尤多见于老年人。发病部位以一侧胸背或腰部为多见，但头面亦常发生，其他部位也可发生。

西医学认为，本病系因感染水痘 - 带状疱疹病毒（VZV）而产生，一般不会传染。

壮医认为，培额（带状疱疹）是因为各种毒邪阻滞蕴积肌肤通道，使气血失衡，天气、地气、人气三部之气不能同步协调运行而发病。培额（带状疱疹）的治疗，当以"治早、治小、治了"为要，应在刚刚发病的时候彻底予以治愈，若失治误治，出现带状疱疹后遗神经痛，则迁延难愈。在具体治疗时，多以解毒、祛瘀为主，毒邪化解，瘀滞得通，则道路畅通，疾病易于痊愈。兼有气血虚损者，辅以补虚；气机不利者，配以调气。培额（带状疱疹）病愈后可获终身免疫，很少复发。

培额（带状疱疹）可发生多种并发症。疱疹发生于三叉神经眼支者，可发生结膜及角膜疱疹，导致角膜溃疡而引起失明，为严重并发症。当病毒侵犯面神经和听神经时，出现耳廓及外耳道疱疹，可伴有耳及乳突深部疼痛、耳鸣、耳聋、面神经麻痹和舌前 1/3 味觉消失，称为带状疱疹面瘫综合征。

带状疱疹后遗神经痛（PHN）则是带状疱疹皮损消退后，皮损局部遗留迁延不愈的神经痛，可发展为顽固性神经痛，可持续数月至数年，顽固难除，是带状疱疹最常见的并发症之一。约20% 患者于皮损消退后可遗留顽固性神经痛，而且与其他类型的

疼痛相比程度更加剧烈难忍。

对于 PHN，西医多予抗病毒、止痛或手术治疗，但目前尚无特效疗法和药物，是皮肤科的疑难杂症。壮医针灸疗法配合药物内服外洗综合治疗 PHN，疗效满意。

【病因病机】

培额（带状疱疹）的病因以毒滞皮肤道路为主。多因感受热毒、火毒、湿毒之邪，滞留于龙路、火路，随气血流动蕴积于肌表，使皮肤龙路、火路网络分支阻滞不通，甚则引起火路的调节中枢"巧坞"（大脑）功能失调，终致气血失衡，三气不能同步协调运行，发为本病。其病机以气血瘀滞，道路不通为主。

"诸病疼痛，皆属于瘀"，"诸病瘙痒，皆属于瘀"，指出气血瘀滞是 PHN 的主要病机。

【主要症状】

培额（带状疱疹）的主要症状是皮肤出现集簇疱疹，累累如串珠状，局部刺痛，甚则剧烈疼痛。可伴有不同程度的瘙痒。

多发于一侧胸背、腰部或头面部。好发于老年人、青壮年及体质虚弱者，发病前常伴有一些全身症状，如倦怠、食少、发热、头痛等，其潜伏期为 7～12 天。初起均为发病部位灼痛，渐起为炎性红斑、红疹，并迅速转变为水疱，状似珍珠，疱液透亮，周围绕以红晕，数个或更多的水疱组成簇集状，排列成带状，伴有灼痛、瘙痒等症状。经 1 周左右，疱液浑浊，或部分溃破、糜烂和渗液，最后干燥结痂，待皮痂脱落后，遗留瘢痕，部分患者有后遗神经痛症状，达数月、数年甚或数十年之久。

PHN病程长达数月或数年之久，顽固难除，疼痛多较剧烈，且常伴随瘙痒等其他症状，患者苦不堪言。

【治疗】

取穴：脐内环穴（心、肾）、长子穴、葵花穴、下脐行穴、内关穴、神门穴、曲池穴、腕关穴、血海穴等，随症加减。

手法1：针脐内环穴（心、肾），向外斜刺，用平补平泻手法。针血海穴、神门穴，用吐纳补、泻两种手法，每穴先补2次，继之泻3次。其余各穴用壮医药线点灸，每穴点灸3壮，均用泻法。每天针灸1次，10次为一个疗程。

手法2：针脐内环穴（心、肾），采用壮医针灸调气法。方法：进针前先嘱患者做腹式吐纳运动，调整呼吸，稳定情绪，消除杂念。然后采用无痛进针法进针，进针后不提插、不捻转，不强求酸麻胀针感，针毕医者右手掌心对准患者肚脐（距离15～30cm），做顺时针缓慢旋转运动3～5分钟。在整个进针过程中，患者不要停止吐纳运动，进针完毕后仍坚持3～5分钟，留针30分钟，以脐部出现温暖感、并有冷气从手或脚排出为佳。其他穴位进针后直接留针30分钟。每天针刺1次，10次为一个疗程。

若为带状疱疹后遗神经痛，常常采用综合治疗，以增强疗效：①壮医针灸，每周2～3次；②壮医药线点灸，每周2～3次；③壮医莲花针拔罐逐瘀疗法，3天1次；④壮药外洗；⑤壮

药内服。

【病案举例】

病案一

林某，女，40 岁。2018 年 3 月 15 日初诊。

主诉：右胁部疱疹灼痛 5 天。

病史：患者自觉右胁部灼痛而瘙痒，时有触电样感觉，夜不能寐。

检查：右胁部疱疹呈集簇状，面积约 2cm×3cm，疱液浑浊，部分已溃破、糜烂和渗液。

诊断：培额（带状疱疹）。

治疗：拟用壮医针灸治疗。

取穴：长子穴、葵花穴、下脐行穴、脐内环穴（心、肾、肝）、血海穴、神门穴、腕关穴、内关穴、曲池穴、三阴交穴。

手法：针血海穴、神门穴，用吐纳补、泻两种手法，每穴先补 2 次，继之泻 3 次。针脐内环穴（心、肾、肝），向外斜刺，用平补平泻手法。其余穴位用壮医药线点灸，每穴点灸 3 壮，均用泻法。每天治疗 1 次，10 天为一个疗程。

经过 1 个疗程治疗后，疱疹全部结痂，灼痛完全消除。以后痂皮逐渐脱落，随访无遗留瘢痕，亦无后遗神经痛。

病案二

刘某某，男，73 岁，机关干部。2009 年 9 月 13 日初诊。

主诉：右侧额部反复疼痛18年。

病史：患者于1991年无明显诱因下出现右侧额部带状疱疹，在当地医院接受抗病毒等治疗后，疱疹消失，但遗留右侧三叉神经痛，呈针刺样疼痛，痛时难耐。并于当年行神经阻断切除治疗，疗效不佳，每次疼痛发作均依赖服用卡马西平止痛，连服18年。就诊时主要症状为右侧额面三叉神经分布区域针刺样疼痛，不能触碰，夜间疼痛加剧，风吹、洗脸时疼痛难耐，痛时涕泪俱下，每日依赖口服卡马西平4片维持止痛，不能戒断，并出现手脚皮肤增厚、粗糙。

检查：肝功能检查提示轻度肝损害。头颅磁共振检查示轻度脑萎缩。舌质暗红，苔黄腻，脉滑数。

诊断：培额（带状疱疹）后遗神经痛（PHN），热毒蕴结道路。

治疗：以壮医针灸治疗为主。

取穴及针法：

（1）壮医莲花针拔罐逐瘀疗法

取穴：项棱穴（双）、龙脊穴、近夹脊穴（双）、远夹脊穴（双）、额部无头发处（双）、颊车穴（双）。

方法：每周2～3次，10次为一个疗程。

（2）壮医针刺疗法

取穴：脐内环穴（心、肝、胆、肺、肾、大小肠）、血海穴（双）、安眠三穴（双）、百会穴、头维穴（双）、局部梅花穴（右）、

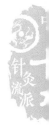

迎香穴（双）、颊车穴（双）、肩井穴（双）、合谷穴（双）、内关穴（双）。

方法：针脐内环穴用壮医针灸调气法，留针30～60分钟。其他穴位采用无痛进针法，进针后不捻转，留针30～60分钟。每周针2～3次，10次为一个疗程。

（3）壮医药线点灸疗法

取穴：局部葵花穴、百会穴、安眠三穴（双）、颊车穴（双）、风池穴（双）、大椎穴、肩井穴（双）、合谷穴（双）、内关穴（双）。

方法：每穴点灸3壮。每周点灸2～3次，10次为一个疗程。

视病情需要，上述三法可同时应用，也可交替使用。

治疗1周，经壮医莲花针拔罐逐瘀疗法治疗3次，壮医针刺疗法及壮医药线点灸疗法各治疗3次，患者疼痛减轻，洗脸时再无涕泪俱下的症状。

继续治疗至1个月，经壮医莲花针拔罐逐瘀疗法治疗12次，壮医针刺疗法及壮医药线点灸疗法各治疗12次，患者疼痛继续减轻，服用卡马西平量减少为每天2片。

继续治疗至3个月，经壮医莲花针拔罐逐瘀疗法治疗36次，壮医针刺疗法及壮医药线点灸疗法各治疗30次，患者疼痛消失，停服卡马西平。

随访4年，患者除劳累时局部仍有轻微不适外，无其他明显不适，疗效巩固。

✧ 第十节　乓嗒红（红眼病）

【病名】

壮医病名：乓嗒红（壮文：Binghdahoengz）。

中医病名：红眼病、天行赤眼。

西医病名：急性传染性结膜炎、流行性卡他性结膜炎、流行性出血性结膜炎。

【概述】

乓嗒红（红眼病），是指由于感受风毒、热毒，使龙路、火路瘀滞不畅导致的，临床以"勒答"（眼睛）白睛充血发红，眼眵增多，自觉灼热、怕光、发痒、流泪及有异物感等为主症的一种疾病。根据病变部位，本病属壮医龙路病、火路病、"勒答"（眼睛）病范畴。乓嗒红（红眼病）是眼科常见传染性疾病，其发病迅速，迅速传染并引起广泛流行，患者常有红眼病接触史，以夏秋季节多发。因感受的风毒、热毒强盛，故不论男女，不论老幼，不论虚弱或强壮，触之均可发病。

壮医认为，乓嗒红（红眼病）多因感受风毒热毒，阻于"勒答"（眼睛）部的龙路、火路网络分支而发病。治疗务必以解毒为要，同时需调气，通调龙路、火路，使气血调畅，毒邪易解。瘀滞明显者，尚须加强祛瘀。

【病因病机】

乓嗒红（红眼病）主要是因感受外毒而发，多因风毒、热毒直接侵犯"勒答"（眼睛），阻滞其龙路、火路网络分支，使道路不通，功能受损，气血逆乱，发为本病。乓嗒红（红眼病）的病机以风毒、热毒瘀滞两路为主。

【主要症状】

睑结膜及球结膜充血发红，眼眵增多，自觉眼睛灼热、发痒、怕光、流泪及有异物感等，常累及双眼。可伴有头痛、烦躁、便秘等全身症状。

【治疗】

取穴：脐内环穴（肝、肾）、眉弓穴、眉心穴、耳尖穴、曲池穴、足三里穴、三阴交穴、风池穴等，随症加减。

手法 1：壮医药线点灸，每穴点灸 3 壮，均用泻法。

手法 2：针脐内环穴（肝、肾），采用壮医针灸调气法。方法：进针前先嘱患者做腹式吐纳运动，调整呼吸，稳定情绪，消除杂念。然后采用无痛进针法进针，进针后不提插、不捻转，不强求酸麻胀针感，针毕医者右手掌心对准患者肚脐（距离 15～30cm），做顺时针缓慢旋转运动 3～5 分钟。在整个进针过程中，患者不要停止吐纳运动，进针完毕后仍坚持 3～5 分钟，留针 30 分钟，以脐部出现温暖感、并有冷气从手或脚排出为佳。其他穴位进针后直接留针 30 分钟。每天针刺 1 次，5 次为一个疗程。

国家中医药管理局厘定中国十大针灸流派

【病例研究】

黄瑾明等于 1988 年 8 月—10 月治疗 125 例乒嗒红（红眼病）患者，其中男 89 例，女 36 例；年龄最小 9 个月，最大 68 岁；发病至就诊时间最短 2 小时，最长 24 小时；重度 27 例，中度 64 例，轻度 34 例。

取穴：眉弓穴、睛明穴、曲池穴、手三里穴、合谷穴、风池穴、大椎穴、耳尖穴；耳穴取神门穴、眼穴。

治疗：壮医药线点灸疗法。

手法：每穴点灸 1 壮，均用泻法。初诊连续点灸 2 次（相隔 10～15 分钟），以后每天点灸 1 次。如此治疗，超过 5 次者（即疗程超过 4 日）视为无效。

疗效标准：痊愈，所有症状消失，眼睑红肿消退，结膜水肿、充血消退或大部分消退。好转，各症状均有减轻。无效，症状无改善。

疗效：经治疗 2～5 次（即疗程 1～4 日），痊愈 104 例，占 83.2%；好转 16 例，占 12.8%；无效 5 例，占 4%。总有效率为 96%。

◆ 第十一节　囊涩哈催（过敏性鼻炎）

【病名】

壮医病名：囊涩哈催（壮文：Ndaengsaek haetcwi）。

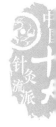

中医病名：鼻鼽。

西医病名：过敏性鼻炎、变态反应性鼻炎。

【概述】

囊涩哈催（过敏性鼻炎），是指由于机体虚弱，气血不充，复感风寒毒邪，阻塞鼻窍导致的，临床以自觉突发性、阵发性和反复发作性鼻痒、频频打喷嚏、鼻塞且随后排出大量水样鼻涕，继而症状消失如常人为主症的一种疾病。根据病变部位，本病属壮医气道病范畴，是壮医常见的气道疾病。常发于青年人，常在长期体质虚损后发病。根据发作时间的不同，分为季节性鼻炎和常年性鼻炎两大类。

西医学认为，囊涩哈催（过敏性鼻炎）是鼻腔黏膜的变态反应性疾病，过敏体质人群易发。囊涩哈催（过敏性鼻炎）常于早晨醒来或环境气温发生急剧变化及患者接触某些致敏物质时发作，呈突发性、阵发性，且反复发作。起病急，症状持续时间短，症状消失后一切正常，病程一般较长，多迁延难愈，影响工作、学习和生活，给患者带来较大的痛苦。随着气候、环境的变化，本病的发病率呈上升趋势。据统计，囊涩哈催（过敏性鼻炎）发病率占发达国家人口总数的 20%，我国每年约有 2 000 万人患病，发病率约为 37.74%。

西医学对囊涩哈催（过敏性鼻炎）的治疗主要分三种：避免接触致敏原、药物治疗和免疫治疗。避免接触致敏原是治疗的基础，但常很难做到；免疫治疗的疗程长达数年，仅可减轻症状及不良反应，因此，近年倾向于药物治疗。西药虽能有效控制症状，但不易根治。因此，中医药及民族医药治疗日益受到重视。

壮医认为，囊涩哈催（过敏性鼻炎）的发病与机体气血虚弱密切相关，患者往往禀赋不足。多因气血偏衰，风寒毒邪乘虚侵入体内，向上阻滞于鼻窍，使鼻窍道路不畅，"咪钵"（肺）功能失职，发而为病。治疗囊涩哈催（过敏性鼻炎）时，应预防与治疗相结合，预防也是控制、治疗本病的有效措施，最好提前1个月进行预防性治疗，对控制本病的发作和减轻发作症状有重要意义。防治时，因毒虚并存，宜补虚和解毒并用，使正气恢复，毒邪得解，则鼻窍通畅。此外，可兼顾调气，使气道通畅，病邪易除；瘀滞明显者，尚须配以祛瘀。因囊涩哈催（过敏性鼻炎）的发病与体质密切相关，常迁延难愈，故在行针灸治疗的同时，应配合锻炼，以增强体质，充盛气血，使过敏体质得到改善。此外，还应避免食用生冷、油腻、鱼虾，以及接触尘螨、花粉等刺激之品。

【病因病机】

囊涩哈催（过敏性鼻炎）的病因多为虚，机体气血虚损是发病的重要基础。多因先天不足、素体虚弱、房劳过度等，或谷道、水道、气道功能不足，久之影响气血化生，使气血虚衰，三道两路及脏腑功能低下，在此基础上，由于生活起居不慎等，风毒、寒毒乘虚而入，通过口、鼻侵入气道，阻滞于气道鼻窍，正气与毒邪相搏，终因正不敌毒，使气道闭塞，气道的化生和调节枢纽脏腑——"咪钵"（肺）功能失常，鼻窍道路不通，气血瘀滞不行，发为本病。气血偏衰和风寒毒邪瘀阻为本病的主要病机。

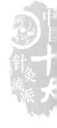

【主要症状】

患者先突然自觉鼻、咽、眼部干痒不适，继之频繁喷嚏，鼻塞不通，随之排出大量水样清涕，常伴嗅觉暂时减退，或伴口干、头痛、头晕、耳鸣、听力暂时减退等症状。反复发作，病程可长达数年甚或数十年。

囊涩哈催（过敏性鼻炎）的发病常有一定诱因，常因半夜或早晨醒来气温刺激，或环境、气温发生急剧变化，以及接触陈旧物体、花粉、尘螨、化学试剂等致敏物质发病或加重。

【治疗】

取穴：脐内环穴（肺、肾）、合谷穴、下迎香穴、复溜穴、大陵穴、眉心穴、鼻通穴、启闭穴、上星穴、足三里穴、内关穴等，随症加减。

手法 1：针脐内环穴（肺、肾），向外斜刺，用平补平泻手法。针合谷穴、下迎香穴，用吐纳泻法，每穴泻 3 次。针足三里穴、复溜穴，用吐纳补法，每穴补 3 次。其余穴位用壮医药线点灸，每穴点灸 3 壮，均用泻法。每周针灸 2 次，10 次为一个疗程。

手法 2：针脐内环穴（肺、肾），采用壮医针灸调气法。方法：进针前先嘱患者做腹式吐纳运动，调整呼吸，稳定情绪，消除杂念。然后采用无痛进针法进针，进针后不提插、不捻转，不强求酸麻胀针感，针毕医者右手掌心对准患者肚脐（距离 15～30cm），做顺时针缓慢旋转运动 3～5 分钟。在整个进针过程中，患者不要停止吐纳运动，进针完毕后仍坚持 3～5 分钟，留针 30 分钟，以脐部出现温暖感、并有冷气从手或脚排出为佳。其他穴位进针后直接留针 30 分钟。每天针刺 1 次，10 次为一个疗程。

【病案举例】

病案一

A.S.，女，30 岁，英国人。2015 年 4 月 10 日初诊。

主诉：过敏性鼻炎反复发作 20 年。

病史：患者从 10 岁开始即患过敏性鼻炎，发作时间为每年 5～8 月，主要症状为反复阵发性打喷嚏，鼻流清涕及流泪，眼睛和咽喉发痒。因就诊时值 4 月，患者尚未发作，伴腰膝酸软，要求给予预防性治疗以控制发作，或减轻发作症状。

检查：舌质红，苔薄白，脉细数。

诊断：囊涩哈催（过敏性鼻炎）。

治疗：拟用壮医针灸治疗。

取穴：发旋穴、脐内环穴（肺、肾）、合谷穴、曲池穴、下迎香穴、大陵穴、内关穴、眉心穴、上星穴、复溜穴、肺俞穴、肾俞穴。

手法：针合谷穴、下迎香穴，用吐纳补、泻两种手法，每穴先补 2 次，后泻 2 次。针脐内环穴（肺、肾），向外斜刺，用平补平泻手法。其余穴位用壮医药线点灸，每穴点灸 3 壮，均用补法。

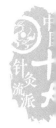

4月16日二诊：经一诊治疗后，患者尚未出现鼻炎症状。继续针灸治疗1次，取穴及手法同前。

4月23日三诊：经二诊治疗后，患者鼻炎症状尚未出现。继续针灸治疗1次，取穴及手法同前。

5月1日四诊：经三诊治疗后，患者鼻炎症状尚未出现。继续针灸治疗1次，取穴及手法同前。

5月7日五诊：5月为患者发病季节，开始出现鼻炎症状，主要为打喷嚏、喉中有痰、眼睛干痒，但病情较去年同期明显减轻。继续针灸治疗1次，取穴及手法同前。

5月14日六诊：经五诊治疗后，患者喷嚏及喉中痰液减少，眼睛干痒减轻。继续针灸治疗1次，取穴及手法同前。

5月21日七诊：经六诊治疗后，患者喷嚏继续减少，喉中痰液明显减少，眼睛干痒明显减轻，但睡眠不佳，体倦乏力。继续针灸治疗1次，取穴及手法同前。

6月4日八诊：经七诊治疗后，患者诸症基本消除。继续针灸治疗1次，取穴及手法同前。

6月11日九诊：经八诊治疗后，疗效稳定。继续针灸治疗1次，取穴及手法同前。

7月5日十诊：经九诊治疗后，患者体力充沛，诸症消除。继续针灸治疗1次以巩固疗效。

随访至10月底，未复发。

病案二

E.F.，男，27岁，蒙古国人。2016年1月14日初诊。

主诉：过敏性鼻炎3年。

病史：患者3年前开始出现过敏性鼻炎症状，以后逐年加重。经过敏原测试，显示对狗、猫、羽毛、香烟、粉尘、化学药剂过敏。主要症状为早晨醒来遇冷空气后出现鼻塞，频繁打喷嚏，流清涕。

检查：舌质淡红，苔少，脉弱。

诊断：囊涩哈催（过敏性鼻炎）。

治疗：拟用壮医针灸治疗。

取穴：眉心穴、下迎香穴、鼻通穴、启闭穴、合谷穴、发旋穴、上星穴、足三里穴、曲池穴、脐内环穴（肺、肾）、水泉穴、下脐行穴。

手法：针合谷穴、水泉穴、下迎香穴，用吐纳补、泻两种手法，每穴先补2次，后泻2次。针脐内环穴（肺、肾），向外斜刺，用平补平泻手法。其余穴位用壮医药线点灸，每穴点灸3壮，均用泻法。隔3天治疗1次，6次为一个疗程。

经治疗1次后，患者诸症减轻。连续治疗6次后，诸症消除。随访半年，未复发。

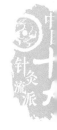

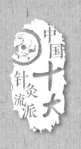

中国十大针灸流派

广西黄氏壮医

针灸流派临床经验

全图解